疫苗上市后临床研究与评价

主　编　崔富强　杨　焕

主　审　庄　辉　杨维中

编　者（按姓名汉语拼音排序）

　　　　崔富强　傅传喜　梁争论

　　　　吴　疆　吴　星　杨　焕

U0257535

北京大学医学出版社

YIMIAO SHANGSHIHOU LINCHUANG YANJIU YU PINGJIA

图书在版编目（CIP）数据

疫苗上市后临床研究与评价 / 崔富强，杨焕主编 . —北京：
北京大学医学出版社，2020.6

ISBN 978-7-5659-2189-6

Ⅰ . ①疫… Ⅱ . ①崔… ②杨… Ⅲ . ①疫苗 - 临床应
用 - 研究 Ⅳ . ① R979.9

中国版本图书馆 CIP 数据核字（2020）第 074241 号

疫苗上市后临床研究与评价

主　　编：崔富强　杨　焕
出版发行：北京大学医学出版社
地　　址：（100191）北京市海淀区学院路 38 号　北京大学医学部院内
电　　话：发行部 010-82802230；图书邮购 010-82802495
网　　址：http://www.pumpress.com.cn
E - m a i l：booksale@bjmu.edu.cn
印　　刷：中煤（北京）印务有限公司
经　　销：新华书店
策划编辑：董采萱
责任编辑：靳　奕　　责任校对：靳新强　　责任印制：李　啸
开　　本：710 mm×1000 mm　1/16　　印张：10.25　　字数：190 千字
版　　次：2020 年 6 月第 1 版　2020 年 6 月第 1 次印刷
书　　号：ISBN 978-7-5659-2189-6
定　　价：48.00 元

前　言

疫苗每年在全球范围内拯救了数百万人的生命，接种疫苗是非常安全、非常有效的公共卫生干预措施之一，在预防和控制疾病方面发挥了重要作用，能在保持人群健康的同时带来巨大的社会利益和经济效益。疫苗在儿童中普遍使用，不仅在确保健康的生命开端方面发挥着重要作用，也在弥合不同地域、不同经济水平人群健康差距方面发挥着积极作用，是最能体现公共卫生均等化、公共产品公平性的健康产品。世界卫生组织建议尽可能地将现有疫苗接种人群扩大到所有适龄接种者。由于疫苗和预防接种，人类成功消灭了天花，绝大部分国家消灭了脊髓灰质炎，今后还可能消除麻疹、控制很多疫苗可预防疾病。随着新疫苗的上市，疫苗在未来将会避免更多的死亡和残疾。由此可见，接种疫苗不仅能预防疾病，也能直接地提升人群期望寿命，间接地为社会经济建设服务。

对疫苗的评价追求科学和客观。虽然大多数人知晓接种疫苗是极为重要的公共卫生干预措施之一，但疫苗仍然未得到充分利用，其价值也被低估。对疫苗认识的不足会直接影响预防接种的实施。对于疫苗，不仅要了解其本身的安全性、有效性、长期保护性问题，还要熟悉与之相关的疾病负担、卫生经济学、疫苗信心和疫苗犹豫问题。特别是在不同流行病学条件、特定疫苗的使用条件，以及特定文化和社会经济环境中，需要对疫苗问题进行科学和客观的评价。对疫苗接种的益处和风险进行科学研判、利用基于证据的信息来解决问题，将有助于维持和改善公众对疫苗和卫生服务系统的信任。评价和监测公众对疫苗的认识和信任水平，能为增强疫苗接种的信心提供依据。对上市后的疫苗形成一个持续的评价系统，不仅能对既往的信息进行再评价、对当前的现状进行研判，还能对未来可能出现的问题进行预估。

《中华人民共和国疫苗管理法》对疫苗研发、生产、流通、使用和评价的各个环节都进行了法律约束。开展疫苗上市后临床研究，对疫苗的安全性、有效性和质量可控性进行进一步确证是法律的具体要求，也是疾病控制工作中不可缺少的环节。科学评价上市后的疫苗，可为政府部门制定决策提供科学的依据，也为确定公共卫生干预的重要问题和优先策略服务，并为分析评价预防接种策略的成效提供证据。开展疫苗上市后评价能分析不同疫苗在不同人群中使用的有关科学问题，也能解释公众对疫苗和预防接种方面存在的疑惑。

我们基于疫苗上市后进行临床评价的实际需求，在良好临床实践和科学证据的基础上，撰写了本书，旨在对疫苗上市后评价进行指导，为从事疫苗评价行业的科研工作者提供借鉴。

鉴于本书为首次出版，难免存在错误和不足，敬请大家批评指正。我们将在大家的指导和帮助下，进一步改进和完善。

崔富强

2019 年 12 月于北京

目　　录

第一章　疫苗与传染病控制

疫苗是一种源自病原体或其代谢产物或利用基因重组技术生产的免疫制剂，接种后可激发个体抵御病原体感染的能力，以预防可能感染的传染病。在没有疫苗的时代，各种疾病尤其是传染病严重威胁人类健康。天花，曾经是世界上传染性很强的传染病之一。几千年来，天花使无数人死亡或毁容，每 4 个患病者中就有 1 人死亡，其他 3 人虽然幸存，但会留下持续终生的瘢痕，甚至失去听觉或双目失明。16—18 世纪欧洲每年死于天花的人数为 50 万，亚洲达 80 万。18 世纪有1.5 亿人死于天花。脊髓灰质炎对人类的危害在 5 000 年前就被记载，但直到 18世纪以后才引起人们的注意。对于脊髓灰质炎，人们找不到特效的治疗方法。此病一旦发生，重者死亡，轻者残疾，无数儿童因此留下了终身遗憾。

1796 年，英国的乡村医生爱德华·琴纳（Edward Jenner）发明了牛痘疫苗，这一发明为以后的许多科学家向传染病发起攻击提供了新的武器。法国科学家巴斯德受牛痘疫苗启发，通过系统的科学实验，利用物理、化学以及生物学的方法，使病原微生物毒力降低，成功研制鸡霍乱杆菌菌苗、炭疽菌苗、狂犬病疫苗等。随着分子生物学技术的发展，科学家在分子水平上成功研制基因工程亚单位疫苗。

接种疫苗是预防控制传染病有效的手段，疫苗的发明和预防接种被誉为"人类最伟大的公共卫生成就"。疫苗的接种普及，使众多危害人类健康的传染病得到了控制或消灭。通过实施预防接种，中国先后消灭了天花、脊髓灰质炎等严重危害人民群众健康的重大传染病，麻疹、流行性脑膜炎等传染病的发病率已降至历史最低水平，5 岁以下儿童乙型肝炎病毒（hepatitis B virus, HBV）携带率已降至 0.3%。预防接种成为预防传染病最直接、最经济和最有效的手段。接种疫苗不仅可以使接种者罹患该疾病的风险降低，还可以间接保护未接种者免受传染病的侵袭。

科学技术的发展给疫苗的研发提供了前所未有的机遇，人们对疫苗控制疾病充满了期望。然而，未来的疫苗时代充满了不确定性：一是新发传染病不断出现，销声匿迹的疾病卷土重来，但是相应的疫苗研发并不能一蹴而就。二是随着一些传染病对人类的危害减少和社会经济发展，公众对传染病风险的认识程度下降。人们不再关注疫苗的成功，也遗忘了疾病的可怕。三是疫苗的不良反应被夸大，父母们对疫苗安全性的担心和对其必要性的怀疑日益增加。因此，我们需要对疫苗的价值及疫苗的相关问题进行客观评价。

第一节　疫苗的发现史

一、疫苗的概念

"疫苗"一词是 1880 年法国科学家路易斯·巴斯德（Louis Pasteur）为纪念英国的爱德华·琴纳研发牛痘（vaccinia）对人类的贡献而创立的术语"vaccinate"，指可用于免除瘟疫的物质。美国疫苗学家 Plotkin 将其定义为意图通过刺激产生抗体以对一种疾病形成免疫力的任何制剂。世界卫生组织（World Health Organization，WHO）的疫苗定义较为全面："一种能提高对特定疾病免疫力的预防性生物制品。疫苗通常含有类似致病微生物的成分，包含已减弱毒性或灭活形式的病原体，或其毒素及表面蛋白。疫苗会刺激人体免疫系统将其识别为外来物质并予以消灭，人体会'记住'该种物质；当病原体再次入侵人体时，免疫系统会很容易识别并杀灭该病原体。"《中华人民共和国药典（2015 年版）》对疫苗的定义为"疫苗是以病原微生物或其组成成分、代谢产物为起始材料，采用生物技术制备而成，用于预防治疗人类相应疾病的生物制品。疫苗代表了在制药工业中迥然不同的一类产品，种类涉及活的减毒病原体（如病毒、细菌）、灭活的病原体、表达抗原的细胞、蛋白质、多肽、多糖，以及这些成分单独存在或与载体结合构成的疫苗，还有重组病毒载体和重组质粒脱氧核糖核酸（deoxyribonucleic acid，DNA）制备的疫苗。

以上 3 个定义表明了疫苗的成分及其预防疾病的目的。综上所述，疫苗为含致病微生物或其组分、合成物的生物制品，可刺激机体产生对疾病的免疫力。根据疫苗的不同用途，可以分为预防性疫苗和治疗性疫苗，后者又可分为反向遗传学疫苗、合成肽疫苗、细胞毒性 T 细胞表位疫苗、心血管疾病疫苗和肿瘤疫苗等。本书介绍的内容以预防性疫苗为主。

在降低人类死亡率和促进人群健康方面，疫苗的作用很重要，接种疫苗每年可减少全球约 250 万名儿童死亡（WHO，2009）。人类的发展史同时也是一部与传染病斗争的历史，从古代的祈求神明到当今的基因疗法，人类一直在寻求摆脱各种传染病的方法。进入 20 世纪后，疫苗成为传染病预防控制的重要工具，通过疫苗接种，人类至今已经在全球消灭了天花，有效控制了脊髓灰质炎、白喉、乙型病毒性肝炎、破伤风、百日咳、麻疹、腮腺炎、风疹、狂犬病和轮状病毒胃肠炎等传染性疾病。其中天花是人类目前唯一已被消灭的传染病，脊髓灰质炎和麻疹是全球将要消灭和消除的另外两种传染病。

二、疫苗的出现

疫苗的出现和天花这种古老的传染病有关。天花曾在地球上横行 3 000 多年，如早在公元前 1160 年，古埃及法老的木乃伊脸上就存有感染天花后遗留下来的瘢痕。我国在世界上最早采用人工免疫预防天花，但对人痘接种术的发明时间尚有争议。公元 10 世纪的唐、宋时代已有接种人痘的记载，董正山在《牛痘新书》（1884 年）记录了中国自唐开元年间，江南赵氏开始转鼻苗之法。明代《种痘十全》（1628 年）和清代在《痘疹定论》（朱纯嘏）中都有宋真宗时代（998—1022年）峨眉山人给丞相王旦之子王素种痘故事的描述。

从宋代到明代，种痘在我国越来越盛行，出现了以种痘为职业的痘医和国家设立的种痘局，并且有人专门管理出痘人的隔离事宜。清政府组织编写的传统医学著作《医宗金鉴·幼科种痘心法要旨》（1742 年）中记录了 3 种人痘预防天花的方法：痘浆法（危险性大、易感染发病）、痘衣法（简便易行、成功率低）及痘痂法（分旱苗和水苗）。这表明人痘法预防天花已得到了官方认可，并可用于预防疾病。但 1% ～ 2% 的受种者因接种人痘而死亡。用于接种的痘苗分为"时苗"和"熟苗"，其中后者是由几代传递而至"苗性和平"的痘痂制成的疫苗，毒性已减弱，相对安全。种痘只针对 10 岁以下儿童，时间一般在树木吐绿叶时。法国思想家伏尔泰在《谈种痘》中写道："我听说 100 年来中国人就一直有这习惯，这是被认为全世界最聪明、最讲礼貌的一个民族的伟大先例和榜样。"此外，印度的婆罗门教徒也会定期接种人痘，即将天花脓疱的脓液干燥后接种人的皮肤。1721 年，英国外交官夫人 Mary Wortley Montagu 从土耳其返回英格兰时，把人痘接种技术引入英国。Cotton Mather 从自己的非洲奴隶那里学到该技术在美国进行实践。美国独立战争期间，英国的军人由于童年时感染或接种过疫苗而具有了对天花的免疫力；鉴于美国人对天花敏感，乔治·华盛顿（George Washington）下令陆军新兵接种人痘。历史上很多疫苗是因为军队中的传染病流行可能影响战斗力，而首先在军队中进行接种的。

在英国，挤牛奶女工在接触牛痘后就不会得天花。奶牛饲养工 Benjamin Jesty（本杰明·杰斯蒂）从中总结出：接触一种危害较小的疾病（如牛痘），可以对另一种危害大得多的疾病（如天花）提供保护。于是他给自己的妻子和两个孩子接种了牛痘，接种的 3 个人没有受到当地天花流行的影响，证实接种起了效果。但人们对新出现的疫苗往往会表现出犹豫甚至反对，Benjamin 的行为在当地遭到了嘲讽和抵制，当地传说接种牛痘的人头上会长出牛角。

爱德华·琴纳（Edward Jenner）的牛痘接种是第一个通过非疾病本身传播而大规模控制传染病的科学尝试，他证明了牛痘能够直接从一个人传染给另外一个人，所以大范围的接种可起到预防天花的作用。琴纳于 1798 年发表了相关论文，随后医学界逐渐关注接触一种相对较弱的动物疾病（即牛痘）来预防天花的意义。

琴纳意识到接种对天花的免疫不是终生的，而且当时在胳膊上接种仍然是人体接种的主要方式，结核和梅毒等一些疾病也会随着疫苗接种进行传播。1805年，在意大利出现了用动物传代牛痘疫苗，而不再是在人际间进行传代。到 19 世纪中叶，胳膊上接种逐渐被动物接种所代替。之后动物接种很快在欧洲盛行起来。到 19 世纪末期，使用甘油处理过的牛淋巴液在各地成为标准操作，从胳膊到胳膊的接种方式已被废弃。琴纳发明的牛痘疫苗为人类消灭天花做出了卓越的贡献。1801 年，琴纳发表科学预言："人类最可怕灾难——天花的消灭，将是这项实践（牛痘接种）的最终结果。"在 WHO 的领导下，各国政府在本国开展了根除天花的行动，包括苏维埃社会主义共和国联盟（苏联）科学家 Viktor Zhadnov 和美国的 Donald A. Henderson 倡导的疫苗生产和疾病监测，这对消灭天花具有重要意义。经历了近 180 年的漫长历程，1977 年 10 月，在索马里的麦卡（Merka）发生最后 1 例全球自然感染的天花病例，厨师 Ali Maow Maalin 是全球最后确认的患者（Deria et al.，1980）；2 年后全球未发现自然感染的天花，经全球消灭天花认证委员会（Global Commission for the Certification of Smallpox Eradication）证实，1980 年在日内瓦召开的第 33 届世界卫生大会宣布全球消灭了天花。这是人类利用人工免疫的方法在全球消灭的危害最大的一种疾病，是利用现代医学成果开展国际协作并获得成功的杰作，是公共卫生史上史无前例的成就。

与人痘接种法比，牛痘简便而且危险性更低。清嘉庆年间，牛痘法传入我国广州。广东地区首先推广牛痘术，政府资助种痘经费，并设立痘局为民众免费接种。1961 年 3 月，中国的最后一例天花患者胡小发被确认，此后我国再无天花病例（章以浩和赵铠，1999）。

三、疫苗的发展

（一）全球疫苗的发展

1．巴斯德与早期减毒活疫苗的出现　在早期的疫苗开发中，巴斯德（Loais

Pasteur）借鉴了前人的减毒、传代修饰、毒力回复的概念和技术，并以不易传播其他疾病的方式来代替人际传播（或动物间传播）的方式。他关于鸡霍乱、炭疽和狂犬病疫苗的研究标志着一个全新疫苗研发时代的到来。巴斯德认为他已经证明可用一种通用的方法培养疫苗，并可用严谨的科学实验进行证实。

（1）鸡霍乱疫苗：巴斯德在利用鸡霍乱培养物制备疫苗时，偶然发现一份在空气中暴露了 2 个多月的鸡霍乱培养物，用该培养物接种动物后产生了保护作用，他意识到把微生物长时间置于酸性培养条件下可使其减毒。1880 年，巴斯德用高毒力的鸡霍乱弧菌免疫了 27 只鸡，其中 8 只用酸性培养物免疫 2 次，19 只未免疫。结果发现多数未免疫的鸡死亡，而免疫过的都存活。这其实和经典的天花疫苗技术相近，即接种天花弱病毒以预防疾病。现代疫苗免疫的概念，包括在实验室内研发疫苗和用可致病的同种病原体制备疫苗，都源于巴斯德鸡霍乱疫苗的研制经验。

（2）炭疽活疫苗：兽医 Toussaint（图森特）在 1880 年利用经过滤和减毒的炭疽活疫苗，免疫绵羊进行实验而使其获得了对炭疽的免疫力。1881 年 5 月，巴斯德开展了炭疽疫苗接种的第一个公开对照试验，他用减毒的炭疽杆菌先后接种了 24 只绵羊、1 只山羊和 6 头奶牛，同时设置了对照（Pasteur and Chamberlard，2002）。然后他用炭疽杆菌强毒株攻击这些动物。结果表明经过免疫的动物均健康存活，对照组多数的动物死亡。

（3）狂犬病活疫苗：巴斯德及其同事利用感染狂犬病后死亡的家兔脊髓组织，经过系列减毒处理来制备狂犬病疫苗。人类首次接种狂犬病疫苗是在 1885 年，两个法国男孩被患狂犬病的狗咬伤后，巴斯德为他们接种了疫苗，结果这两个人都存活下来（Hansen，1998）。但如同在英国接种牛痘一样，公众和医学界对巴斯德向人体注入一种致命病原体感到惊骇，随后在接种者中发生的狂犬病案例均被归因于疫苗的使用。但之后成百上千的人因狂犬病疫苗的接种而获救，其数量远少于"接种致死"者（实际上许多人死于狂犬病），狂犬病疫苗逐渐被接受。

2. 19 世纪后期的灭活疫苗　灭活疫苗和活疫苗基本同步发展。19 世纪末，人类已经研制出伤寒、鼠疫和霍乱的灭活疫苗。德国的 Pfeiffer、Kolle 及 Wright 分别独立开展了伤寒灭活疫苗的研究。1894 年，鼠疫耶尔森菌被明确为鼠疫的病原体后，Waldemar Haffkine 开始研制人用鼠疫疫苗，他自己成为新研制灭活疫苗的第一位接种者。当时印度孟买暴发了腺鼠疫，随后几周内 8 000 多人接种了该鼠疫疫苗（Plotkin and Plotkin，2004）。1883 年，Koch 分离出霍乱的致病菌霍乱弧菌后，Ferran 和 Haffkine 采用活的培养物分别研制疫苗，但不良反应较为严重。

1896 年，Kolle 研制成功了加热灭活的人用霍乱疫苗。

1890 年德国的 Koch 实验室发现，在注射过低剂量白喉或破伤风毒素的动物血清中可产生一种强效的抗毒素（antitoxins，即后来所说的抗体），抗毒素能在实验室培养条件下中和白喉或破伤风毒素。在该研究发表报道 1 年后，1891 年 12 月第一位儿童接受了白喉抗毒素治疗（Oedingen and Staerk，1997）。

3. 20 世纪早期　20 世纪初期，活疫苗（牛痘疫苗、狂犬病疫苗）和灭活疫苗（伤寒、鼠疫和霍乱疫苗）均已投入使用。大多数疫苗的基本概念如抗体、主动和被动免疫等也已经产生，该时期疫苗学的理论基础继续得到完善。

（1）伤寒疫苗：Wright 建议给布尔战争的英国军队大规模接种伤寒疫苗，由于反对的声音和不良反应的存在而未被采纳，疫苗在运输船上就被倒入大海。由于未接种疫苗，随后英国军队中发生了 58 000 例伤寒，其中 9 000 人死亡（Plotkin and Plotkin，2004）。经过激烈辩论后战争委员会展开了大规模的实验，结果显示疫苗具有很好的效果。至 1914 年第一次世界大战时，虽然伤寒疫苗接种未在人群中推广，但已经在英国军队中普遍使用。

（2）白喉类毒素：1909 年，Smith 报道了用类毒素免疫豚鼠后可诱导对白喉的持久免疫保护。1923 年科学家在使用甲醛清洗装过大量白喉毒素的容器时，偶然发现并证明了可用甲醛将白喉毒素变成类毒素。1926 年用该法制备的破伤风类毒素首次用于人体免疫接种。

（3）结核病疫苗：即卡介苗（bacille calmette-guerin，BCG），是继 1885 年巴斯德的狂犬病疫苗之后的另外一种人用活疫苗。1906 年法国的 Calmette 和 Camille Guerin 用一株分离自牛的分枝杆菌进行传代接种，他们认为这是人结核分枝杆菌。这株菌在牛肉、胆汁、马铃薯和甘油培养基中经过 13 年 230 代的传代减毒后，最终变为 BCG 疫苗株。1927 年 BCG 投入人群使用。原始疫苗株在世界各地的实验室进行生产，但免疫效果各不相同。BCG 疫苗株有 10 种以上。现在证明卡介苗依然是有效的预防儿童结核病的疫苗。

（4）黄热病疫苗：1927 年黄热病毒的 French 株和 Asibi 株被分别分离，并用来制备黄热病疫苗。由于 French 株经过鼠脑组织传代，其神经毒力对人类有很大的危险性；由 Asibi 株通过鸡胚接种法培养出 17D 株。虽然 French 毒株制备的疫苗效果显著，出于安全性考虑 17D 株成为最终使用的疫苗株。

（5）立克次体疫苗：1909 年 Charles Nicolle 发现立克次体为斑疹伤寒的病原体，科学家即开始研制立克次体疫苗。Herald Cox 于 1938 年用鸡胚卵黄囊培养立克次体，并成功研制斑疹伤寒疫苗。之后斑疹伤寒和 Q 热的灭活疫苗很快就被成功研制。

（6）流感疫苗：在1933年成功分离了人甲型流感病毒后，1936年流感活疫苗通过鼠肺组织培养研制成功，这是第一种证实对人体有真正保护作用的流感疫苗。1940年，乙型流感病毒被成功分离，Francis研发了一种甲醛溶液灭活的3价（2株甲型和1株乙型）流感疫苗，在第二次世界大战（二战）期间该疫苗大规模用于美国军队中。Burnet研发了一种喷鼻流感活疫苗，但因为对活病毒的担忧，该疫苗并未进行人体试验。除苏联继续使用流感活疫苗（Wilson Smith株）外，到20世纪90年代灭活流感疫苗已成为常规使用的疫苗。1947年的流感疫苗在预防流感时并未产生效果，这也证明了不同年份流行的流感病毒株存在抗原变异。

（7）百日咳疫苗：在1906年Jules Bordet和Octave Gengou成功培养了百日咳的病原体后，Thorval Madsen分别于1923—1924年和1929年进行了全菌体百日咳灭活疫苗的临床对照试验。试验发现疫苗未能预防疾病发生，但大大降低了疾病的严重程度。20世纪30年代美国研发了一种用硫柳汞灭活的百日咳疫苗，临床试验的效果良好。1948年，人类第一个联合疫苗——百白破（diphtheria pertussis tetanus，DPT）疫苗问世。

4. 20世纪下叶的疫苗　病毒能通过细胞静置培养传代后，1949年起疫苗的发展进入黄金时代。曼彻斯特大学的Hugh和Mary Maitland在1928年发明了细胞瓶组织培养技术，波士顿儿童医院（Boston Children's Hospital）的研究者们利用体外培养的人体细胞进行病毒培养。它能够在体外单层细胞上以相对简单、安全的方式培养人类病毒，使得疫苗学得以迅猛发展。

（1）脊髓灰质炎疫苗：在20世纪30年代脊髓灰质炎病毒被分离后，对于该疫苗的研究开始兴起。但早期的疫苗仅进行了草率的人体实验，导致了死亡及大量疫苗相关麻痹病例，这迅速引起公众对这些设计缺陷的人体实验的强烈反对。之后15年里，脊髓灰质炎疫苗的发展处于停滞状态。

第一个用细胞培养技术研发的疫苗是Jonas Salk的甲醛灭活3价脊髓灰质炎疫苗（inactivated polio vaccine，IPV），它于1955年得到批准。1938年由美国总统Franklin Roosevelt（他本人就是一位患者）创建了小儿麻痹症国家基金会，这在该疫苗的研究中发挥了重大作用。Salk的导师Thomas Francis领导了Salk疫苗的临床研究。这个研究是人类第一个真正意义上的临床对照研究，42万名儿童接种了Salk疫苗，20万名注射了安慰剂，120万名未注射，这也是迄今为止最大规模的临床试验（Lambert and Markel，2000）。1955年4月，Salk临床试验的阳性结果揭晓后，Salk的灭活疫苗很快获得批准，数日内就有6家公司被授权生产该疫苗。

但匆忙生产疫苗导致了 Cutter 事件，污染的疫苗导致了 260 例脊髓灰质炎病例，感染者包括疫苗接种者及其家人或社区接触者（Nathanson and Langmuir，1963）。但由于脊髓灰质炎的广泛传播及其引起的恐惧广泛存在，使得对该疫苗的抵制现象并未持续下去。但对活疫苗的研究也一直在进行，1960 年，Sabin 疫苗在美国获得批准。1963 年，Salk 灭活疫苗和 Sabin 活疫苗在美国同时被应用。1964 年的脊髓灰质炎流行季节，Sabin 口服脊髓灰质炎减毒活疫苗（oral poliomyelitis vaccine，OPV）得到美国儿科科学院的推荐，并被更为广泛地使用。20 世纪 90 年代后期，OPV 仍然是美国和许多欧洲国家推荐使用的脊髓灰质炎疫苗；但当时这两个地区只发生极少数的脊髓灰质炎病例，都是由 OPV 的活病毒引起的疫苗相关病例（Stanley et al.，2013）。随着全球消灭脊髓灰质炎工作的推进，2016 年后越来越多的国家已逐渐用 IPV 代替 OPV。

（2）其他活疫苗

1）麻疹、腮腺炎及风疹疫苗：20 世纪 50 年代后期用鸡胚细胞培养的 Edmonston 株麻疹疫苗的研制获得成功。研究者通过鸡蛋传代减毒获得了腮腺炎病毒 Jeryl Lynn 减毒株。Wistar-RA 27/3 株在人成纤维细胞上培养的风疹疫苗被广泛使用。

2）腺病毒疫苗：直至 20 世纪下叶腺病毒才被发现。Hillman 研制成功的甲醛灭活的 4 型和 7 型腺病毒全病毒疫苗被批准在军队中使用，但因腺病毒毒种被 SV40 病毒污染，该疫苗在 1963 年被停用。之后研究者先后用人胚肾细胞和人二倍体细胞研究腺病毒活疫苗，解决了 SV40 病毒污染的问题。

3）水痘疫苗：Michiaki Takahashi 在 20 世纪 70 年代研制成功 Oka 株水痘减毒活疫苗。该疫苗在美国 10 年的使用表明，住院治疗的水痘患者减少 75% 以上，就诊人数减少 59%（Grose，2005）；但接种者中的轻症病例仍时有发生，表明该疫苗需要第 2 剂接种。

4）冷适应株流感减毒活疫苗：20 世纪 90 年代随着新疫苗设计技术如基因重配技术、反向遗传学技术以及冷适应技术等的发展，使得研制具有持久免疫效果且不需要注射的疫苗成为可能。冷适应株流感减毒活疫苗（cold-adapted influenza vaccine，CAIV）获得批准，CAIV 病毒株可以在宿主相对较冷的鼻腔内（32℃）增殖，而在体内温度较高的器官尤其是肺部（37℃）不能增殖。CAIV 在儿童中与灭活疫苗同样有效，而且能够提供更持久、更广泛的免疫保护。CAIV 还具有易接种及对抗原漂移的野毒株产生交叉保护的能力。

5）轮状病毒疫苗：疫苗包括非人轮状病毒毒株疫苗（牛株 RIT4237、牛株 WC3、猴株 RRV 及羊株 LLR）、动物 - 人重配轮状病毒疫苗（猴 RRV 株 - 人重配轮状病毒 Rotashield、牛 WC3 株 - 人重配轮状病毒 Rota-Teq、牛 UK 株 - 人重配轮状病毒及天然牛 - 人基因重配轮状病毒）、减毒人轮状病毒疫苗（人株 G1P1A Rotarix）、基因工程亚单位疫苗（P4 VP8、P6 VP8、P8 VP8）和灭活轮状病毒疫苗（G1P、G2P）。口服 4 价轮状病毒重配活疫苗在美国获得批准后的 10 个月里，疫苗不良反应报告系统接到疫苗受种者发生肠套叠的报告，在确定疫苗接种后两周内肠套叠的发生率显著增加后，1999 年 11 月该疫苗正式退出市场。Wistar/CHOP 轮状病毒疫苗是以牛轮状病毒 WC-3 为母本株，与编码人轮状病毒 VP4 和 VP7 蛋白的基因节段重排而来；另外一种轮状病毒疫苗通过组织培养减毒的 G1 和 P1a 毒株研制。这两种疫苗都经过了大规模临床试验（每种疫苗都超过 7 万人），以评估肠套叠与疫苗接种是否存在相关性。结果表明疫苗效果很好，且未发现聚集性的肠套叠病例。

（3）全病毒疫苗：第一个通过组织培养技术生产的全病毒疫苗是 Salk 的脊髓灰质炎灭活疫苗。通过将狂犬病毒在人二倍体细胞中传代适应，灭活全病毒狂犬病疫苗也被成功研制。

1）流行性乙型脑炎（乙脑）疫苗：流行性乙型脑炎疫苗的研制始于二战期间，之后日本于 1965 年成功研制甲醛灭活的鼠脑全病毒疫苗。为应对不同地区的乙型脑炎病毒，Nakayama-NIH 株（鼠脑全病毒疫苗株）和 Beijing-1 株的双价疫苗又被研制出来。俞永新等用原代地鼠肾细胞培养了减毒和灭活的乙型脑炎病毒疫苗。Vero 细胞培养的灭活纯化疫苗采用了生产中国活疫苗的 SA14-14-2 株。

2）甲型肝炎疫苗：Hilleman 和 Philprovost 在 1979 年用细胞培养了甲型肝炎病毒（hepatitis A virus，HAV），1986 年他们成功研制了第一个甲型肝炎灭活疫苗。1995—1996 年，人成纤维细胞培养的甲醛灭活的甲型肝炎全病毒疫苗在美国被批准用于人群。

（4）以细菌蛋白、多糖及多糖蛋白偶联物制备的疫苗

1）百日咳疫苗：全细胞百日咳疫苗接种后的不良反应较多，其中大多数为中度反应，但极少数反应严重。1975 年 2 例儿童接种该疫苗后死亡，虽然不能确定死亡和疫苗接种的因果关系，但日本停止了该疫苗的使用。随后日本的百日咳病例数量急剧增加，不到 10 年，病例从 206 例增加到 13 105 例（1979 年）（Sato et al.，1981）。于是日本重新启用该疫苗，但仅用于 2 岁以上儿童。英国也出现过类似的情况，1977 年疫苗接种率下降到不足 33%，随后出现了 3 次百日咳的流行，导致了 10 万多例百日咳的发病和 36 例死亡（Baker，2003）。在此背景下，无细胞百日咳疫苗在日本研制成功并于 1981 年上市使用。此后其他国家也批准了无细

胞百日咳疫苗的使用。

2）炭疽疫苗：现代的人用炭疽疫苗研究工作始于 20 世纪下叶。炭疽吸附疫苗含有提取的炭疽杆菌蛋白，这些蛋白质是从减毒、无荚膜和无蛋白质水解活性的炭疽杆菌的无菌滤过液中提取的。在 2001 年的美国生物恐怖袭击事件中，恐怖分子通过邮政系统到处散发高纯度的炭疽芽孢，这提示政府应保证公众使用的炭疽疫苗的供应和安全性。

（5）多糖疫苗

1）脑膜炎球菌多糖疫苗：20 世纪 70 和 80 年代，包括 A 群和 C 群脑膜炎球菌多糖疫苗在内的以纯化荚膜多糖组成的细菌疫苗研制成功，然而该疫苗并不能在 2 岁以下儿童引起有效的免疫应答，而且免疫持久性也不确定，加强免疫效果也不好。

2）肺炎球菌疫苗：1880 年巴斯德和 George Sternberg 同时分离到肺炎链球菌，之后发现肺炎链球菌存在众多的血清型。加上抗生素的广泛使用，肺炎球菌疫苗的研制并不顺利。肺炎球菌多糖疫苗的抗原在 1977 年为 14 种，1983 年增至 23 种。该疫苗在成人中效果很好，但并不能保护 2 岁以下的婴幼儿，而 80% 以上的侵袭性肺炎链球菌疾病发生在 2 岁以下的幼儿（Eskola and A nttila，1999）。

（6）多糖蛋白结合疫苗

1）b 型流感嗜血杆菌结合疫苗：Richard Pfeiffer 在 1892 年分离出 b 型流感嗜血杆菌（hemophilus influenzae type b，Hib）后，后续的研究者发现 Hib 荚膜的成分为磷酸多核糖基核糖醇（polyribosylribitol phosphate，PRP）。1985 年 PRP 疫苗获得批准。但如 C 群脑膜炎球菌多糖疫苗一样，此疫苗对小月龄儿童（低于 18 月龄）无保护。Avery 和 Goebel 的研究证明了肺炎链球菌荚膜多糖和载体蛋白结合可以提高前者的免疫原性，之后将 b 型流感嗜血杆菌的 PRP 抗原与白喉类毒素偶联，从而研制成功第一个多糖结合疫苗。此疫苗提高了免疫原性和免疫效力。

2）肺炎球菌结合疫苗：Wyeth Lederle 研制出以无毒白喉类毒素突变体为载体蛋白的 7 价肺炎链球菌结合疫苗。该疫苗安全、有效，对小于 2 岁的婴幼儿也有免疫原性。13 价肺炎链球菌结合疫苗也很快被批准使用。该疫苗的使用降低了特定年龄的人群侵袭性肺炎链球菌的发生率；此外，儿童的群体免疫也显著降低了成人肺炎链球菌疾病的发生。更多采用新型技术手段的肺炎球菌疫苗正在研发中，包括覆盖更多血清型的肺炎球菌多糖结合疫苗、肺炎球菌蛋白疫苗、肺炎球菌联合疫苗、肺炎球菌 DNA 疫苗以及肺炎球菌减毒活疫苗。

3）A 群和（或）C 群脑膜炎球菌多糖蛋白结合疫苗：该疫苗也研制成功，其载体蛋白为白喉或破伤风类毒素。与多糖疫苗相比，它们免疫保护更持久，而且可在 2 岁以下婴幼儿中引起较好的免疫应答。

（7）重组蛋白疫苗

乙型肝炎疫苗：患者体内的乙型肝炎病毒表面抗原（hepatitis B virus surface antigen，HBsAg）颗粒具有免疫原性而不具有感染性，这为从乙型肝炎病毒慢性携带者中纯化这些颗粒奠定了基础。早期的乙型肝炎疫苗为血源性，存在可能被人类免疫缺陷病毒等污染的风险，加上所需的人血来源有限，一起促进了重组乙型肝炎疫苗的研究。第一个重组疫苗于 1986 年被批准使用，这种疫苗是通过将 HBsAg 编码基因克隆到酿酒酵母和哺乳动物细胞中获得的。将 HBsAg 通过疫苗生产过程，并吸附于铝佐剂而制成疫苗。重组疫苗效果与血源性疫苗一样有效。

5．21 世纪以来的疫苗

（1）带状疱疹疫苗：2006 年 5 月，用于预防带状疱疹的高效价减毒 Oka 株活疫苗被批准用于老年人，该疫苗可增强水痘 - 带状疱疹病毒特异性的 CD4 细胞的增殖和反应。重组带状疱疹疫苗是以水痘 - 带状疱疹病毒糖蛋白 gE 作为抗原，并联合 AS01B 佐剂系统制备的亚单位疫苗，可诱导产生抗原特异性细胞免疫和体液免疫应答。2017 年及 2018 年，它先后在美国和欧洲获批，用于 50 岁及以上的成人以预防带状疱疹和带状疱疹后神经痛。与带状疱疹减毒活疫苗相比，该疫苗属于亚单位疫苗，还可用于免疫功能低下人群。

（2）人乳头瘤病毒疫苗：人乳头瘤病毒（human papilloma virus，HPV）疫苗是除乙型肝炎疫苗外的第二个能预防人类肿瘤的疫苗，是疫苗发展史的一个里程碑。这种亚单位疫苗是通过基因重组技术，用酵母或者杆状病毒系统作为载体表达主要衣壳蛋白 L1，自我组装形成 HPV 型别的特异性的病毒样颗粒，并联合铝盐或 AS04 佐剂系统制备而成。HPV 疫苗具有高度的免疫原性，可以有效预防高危型 HPV 导致的宫颈癌及癌前病变。另外，由于发现次要衣壳蛋白 L2 表位的抗体对不同型别病毒具有广谱的交叉保护作用，研究者希望通过研发单价 L2 蛋白疫苗来实现诱导覆盖更多型别的 HPV 病毒抗体。目前针对 L2 蛋白已进行了多项试验研究，但仍无法克服免疫原性差等问题。

在进入 21 世纪第二个 10 年以来，随着科学技术的发展，疫苗研制和生产的技术也随之提升。反向遗传学疫苗（reversed genetics vaccine）是从全基因组水平来筛选具有保护性免疫反应的候选抗原的疫苗。1995 年首个基因序列（H. influenzae）的发表，改变了新疫苗研究的思路和方法，基因芯片技术可大量、快速地识别用于开发疫苗的蛋白质。B 群脑膜炎奈瑟球菌是第一个利用基因序列技术研发的疫苗，由 Rappuoli 等利用反向遗传学疫苗技术完成。当对 B 群脑膜炎奈瑟球菌 MC58 株测序时，他们利用计算机程序预测了 600 种可作为候选疫苗的特定的抗原。600 种抗原中，350 种（58%）证明可行，28 种（5%）可诱导针对细菌的抗体（Pizza et al.，2000）。与过去 40 年疫苗的研发相比，该项技术使得疫苗研发的效率大大提升。

当前人用疫苗的研发概况见表 1-1。

表1-1　人用疫苗的研发概况

减毒活疫苗	灭活全微生物疫苗	蛋白或多糖疫苗	基因工程疫苗
18 世纪			
天花疫苗（1798）			
19 世纪			
狂犬病疫苗（1885）	伤寒疫苗（1896）		
	霍乱疫苗（1896）		
	鼠疫疫苗（1897）		
20 世纪上半叶			
卡介苗（结核病）（1927）	百日咳疫苗（1926）	白喉类毒素（1923）	
黄热病疫苗	流行性感冒（流感）疫苗（1936）	破伤风类毒素（1926）	
	斑疹伤寒疫苗（1938）		
	蜱传脑炎疫苗（1937）		
20 世纪下半叶			
脊髓灰质炎疫苗（口服）（1963）	脊髓灰质炎疫苗（注射）（1955）	肺炎球菌多糖疫苗（1977）	重组乙型肝炎疫苗（1986）
麻疹疫苗（1963）	狂犬病疫苗（细胞培养）（1980）	脑膜炎球菌多糖疫苗（1974）	莱姆病疫苗（1998）
腮腺炎疫苗（1967）	乙型脑炎疫苗（鼠脑）（1992）	b 型流感嗜血杆菌多糖疫苗（1985）	霍乱疫苗（重组毒素 B 亚单位）（1993）
风疹疫苗（1969）	森林脑炎疫苗（1981）	脑膜炎球菌结合疫苗（C 群）（1999）	
腺病毒疫苗（1980）	甲型肝炎疫苗（1996）	b 型流感嗜血杆菌结合疫苗（1987）	
伤寒疫苗（沙门菌 Ty21a）（1989）	霍乱疫苗（WC-rBS）（1991）	乙型肝炎疫苗（血源性）（1981）	
水痘疫苗（1995）		伤寒 Vi 多糖疫苗（1994）	

续表

减毒活疫苗	灭活全微生物疫苗	蛋白或多糖疫苗	基因工程疫苗
轮状病毒重组霍乱疫苗（1994）		无细胞百白破疫苗（1996）	
		炭疽分泌蛋白（1970）	
21 世纪			
冷适应流感疫苗（2003）	乙型脑炎灭活疫苗（Vero 细胞）（2009）	肺炎球菌结合疫苗（7 价）（2000）	重组人乳头瘤病毒疫苗（4 价）（2006）
轮状病毒疫苗（减毒和新的基因重组株）（2006）	霍乱灭活疫苗（全菌体）（2009）	肺炎球菌结合疫苗（13 价）（2010）	重组人乳头瘤病毒疫苗（2 价）（2009）
轮状病毒疫苗（单价）（2008）			人乳头瘤病毒疫苗（9 价）（2014）
霍乱疫苗（口服）（2016）			B 群脑膜炎疫苗（反向疫苗学）（2015）
带状疱疹疫苗（2006）		4 价脑膜炎奈瑟球菌结合疫苗（2005）	

数据来源于：Stanley A，Plotkin，Walter A，et al. Vaccines. 6th edition. Philadelphia：Elsevier，2013.

（二）中国疫苗的发展

1．初始发展阶段（1919—1948 年）　中国疫苗的发展始于 20 世纪初。北洋政府于 1919 年 3 月在北京天坛西南隅神乐署旧址成立中央防疫处（National Epidemic Prevention Bureau）。这是一个防疫和生物制品制造相结合的机构，也是中国疫苗生产机构的雏形；至 1923 年该机构已制造了 20 多种生物制品，部分产品曾在法国巴斯德百年纪念会上获奖。经过几地迁移后，中央防疫处 1946 年总部迁入天坛，更名为中央防疫实验处（National Vaccine & Serum Institute），汤飞凡任处长，主要负责生物制品的生产和相关传染病的研究。陕甘宁边区的研究者在中国医科大学（当时位于延安）曾利用牛痘作为毒种，试制出 30 万～40 万人份的痘苗为解放军和群众接种来预防天花。

我国 1920 年引进日本牛痘苗进行痘苗的生产。1926 年 2 月齐长庆从天花患者痂皮中分离出天花病毒。它经选育后适应牛犊皮肤，作为痘苗生产的毒种，并被命名为"天坛株"痘苗毒种。

1920 年，我国使用 Haffkine 菌种生产破伤风类毒素；1926 年，我国使用来自美国的 PW8 株生产白喉类毒素。

1931 年，袁俊昌在北京一例狂犬病患者的脑组织中分离到 1 株狂犬病病毒，经家兔脑内传 50 代得到固定毒株，命名为"北京株"固定毒株，用于生产狂犬病疫苗。

1933 年，我国留法学者王良从法国引进菌株并成功制造卡介苗；1948 年，陈正仁组建卡介苗实验室从事相关研究，并进行大批量疫苗生产。

2. 新中国发展阶段（1949 年至今）　新中国在成立后，实行生物制品机构合并调整，建立了直属原国家卫生部的 6 个生物制品研究机构——长春、北京、兰州、成都、武汉及上海生物制品研究所，并成立卫生部生物制品检定所。改革开放后，我国生物制品的生产使用不仅在数量上迅速增长，并且质量上也获得了长足进步。我国除有能力提供我国需要的疫苗外，有些国产疫苗还出口国外，个别疫苗的研发和生产处于全球领先地位。

1950 年，我国应用美国菌种生产单价百日咳疫苗；1957 年，北京生物制品研究所筛选出我国地方 CS、P5S、P3510 等菌株用于疫苗生产；1958 年，我国改用半综合培养基取代含羊血的包姜氏培养基培养百日咳菌。

我国 1950 年采用 P3 株研制出流行性乙型脑炎灭活疫苗，1951 年开始研制鸡胚流行性乙型脑炎灭活疫苗，1954 年生产鼠脑流行性乙型脑炎灭活疫苗。1967 年研制出鼠肾细胞培养灭活疫苗，预防效果良好，接种反应轻微。1960 年开始研究流行性乙型脑炎减毒活疫苗。原始母病毒株为 1954 年于蚊体内分离的西 14 株即 SA14 野毒株，研究人员对它进行了减毒研究。1990 年，我国批准使用 SA14-14-2 减毒株生产流行性乙型脑炎疫苗。

1959 年卫生部派顾方舟等 4 人赴苏联学习脊髓灰质炎灭活疫苗和减毒活疫苗制造技术，1960 年北京、上海等城市试用国产疫苗获得良好效果，1961 年 OPV 开始大量生产。1973 年，我国建立了人胚二倍体细胞 2BS 株和 KMB 株。1985 年，3 价糖丸疫苗试制成功，并在我国人群使用。

1958 年，汤飞凡等报道成功分离我国第一株麻疹病毒（麻 9）；1958 年，北京生物制品研究所开始研制灭活麻疹疫苗，但效果不佳。上海生物制品研究所 1959 年选育出沪 191 疫苗株，1965 年试制含该毒株的麻疹疫苗成功，这比世界上第一株麻疹活疫苗晚 3 年。沪 191 株是我国生产的麻疹疫苗中使用最广的疫苗株。

1958 年，我国开始研究全细胞百白破联合疫苗。它免疫原性良好，但因人群反应大而未能推广。1967 年，长春生物制品研究所开始研究吸附百白破联合疫苗和"浓方吸附百白破"，1973 年后开始在全国推广使用。20 世纪 90 年代初，北京、成都、兰州生物制品研究所均自主研发了含有百日咳毒素（pertussis toxin，PT）和丝状血凝素（filamentous hemagglutinin，FHA）组分的无细胞百白破三联疫苗（diphtheria，tetanus and pertussis，DTaP），目前已在全国广泛使用。

我国 1966 年开始研制流行性脑膜炎全菌体疫苗，1972 年研制出 A 群脑膜炎球菌多糖疫苗，它于 1980 年在全国推广使用。2001 年 A+C 群脑膜炎球菌多糖疫苗获得批准上市，2007 年 A、C、Y、W135 群 4 价脑膜炎球菌疫苗上市。

1975 年陶其敏研制出血源性乙型肝炎疫苗，1986 年开始生产，年产量达 2 000 万人份，用于乙型肝炎的预防。1989 年我国从默克集团引进重组酵母乙型肝炎疫苗工业化生产技术，并进行技术改进，使乙型肝炎疫苗的年产量从 2 000 万支提高到 3 000 万支以上。之后我国开始使用基因工程疫苗。

1972 年，我国用 M-E 和 M-561 腮腺炎病毒株研制鸡胚尿囊液减毒活疫苗；1993 年起，S79 株生产的腮腺炎疫苗用于我国人群。

2004 年 2 月北京科兴公司与中国疾病预防控制中心共同获得国家批准人用禽流感疫苗研发资质。科兴公司从 WHO 引入经反向遗传技术重组的人用禽流感疫苗研究用毒株，2008 年国家批准生产人用禽流感疫苗。

厦门大学用大肠杆菌表达的 ORF2 片段研制出了 HER239 疫苗，并于 2005 年完成了Ⅰ、Ⅱ期临床试验，2009 年完成了Ⅲ期临床试验。结果显示该疫苗预防戊型肝炎病毒感染 100% 有效，疫苗于 2011 获批上市。

2011 年，我国开始 EV71 疫苗的研究，并于 2013 年完成Ⅲ期临床试验。EV71 疫苗已于 2015 年 12 月获批上市。

我国疫苗发展史见表 1-2。

表1-2　中国疫苗发展史

年代	活疫苗	灭活疫苗	亚单位疫苗	基因工程疫苗
20 世纪 50 年代	卡介苗	百白破联合疫苗		
	黄热病疫苗	乙脑疫苗（鼠脑）		
	鼠疫疫苗	斑疹伤寒疫苗		
	布病（布鲁氏菌病）疫苗	森林脑炎疫苗		
	炭疽疫苗	钩端螺旋体疫苗		
20 世纪 60 年代	脊髓灰质炎疫苗	乙脑疫苗（细胞）		

续表

年代	活疫苗	灭活疫苗	亚单位疫苗	基因工程疫苗
	流感疫苗			
	麻疹疫苗			
	痘苗（细胞）			
20世纪70年代	腮腺炎疫苗（鸡胚）	狂犬病疫苗（细胞）	脑膜炎球菌多糖疫苗	
20世纪80—90年代	甲型肝炎疫苗	出血热疫苗	乙型肝炎疫苗（血源性）	乙型肝炎疫苗
	乙脑疫苗	乙脑疫苗（纯化）	伤寒Vi多糖疫苗	痢疾疫苗
	腮腺炎疫苗（细胞）	狂犬病疫苗（纯化）	百日咳疫苗（无细胞）	霍乱毒素b/菌体疫苗
	风疹疫苗	甲型肝炎疫苗		
	轮状病毒疫苗	流感疫苗（纯化）		
	水痘疫苗			
21世纪	麻风腮联合疫苗	禽流感疫苗	Hib结合疫苗	戊型肝炎疫苗
		甲型H1N1流感疫苗	轮状病毒疫苗	幽门螺杆菌疫苗
		EV71手足口疫苗	AC群流脑多糖疫苗	重组埃博拉病毒疫苗（腺病毒载体）
		埃博拉疫苗	4价脑膜炎球菌多糖疫苗	
			AC群流脑结合疫苗	
			23价肺炎球菌多糖疫苗	

数据来源于．刁连东、孙晓冬．实用疫苗学．上海：上海科技出版社，2015．

第二节　疫苗与疾病控制

一、消灭天花

天花是一种出疹性病毒病，曾在全球范围流行，在人口密集地区常呈地方性流行。19世纪末之前，天花的类型为重型，疾病暴发时未接种疫苗的人群中病死率往往在30%以上，多数幸存者面部会留下明显的瘢痕。我国早期使用人痘法预防天花，人群接种后的病死率虽远低于自然感染，但仍存在因接种而发生感染天花的风险。19 世纪初期牛痘用于我国人群预防接种，人痘接种随之逐渐消失。

欧洲和美国积极推动人群接种天花疫苗，如美国最高法院采纳了卫生部门把接种牛痘作为入学必备条件强制执行的建议。1914 年，多数欧洲国家天花的发病率已降到较低水平，到第二次世界大战结束时，欧洲和北美已基本控制了天花。我国制备天花疫苗使用"天坛株"痘苗病毒。它是把 1926 年一名患天花士兵的带脓的疱痂接种在猴皮肤上，经家兔传代，转种到牛犊皮肤上而得。我国在 1950 年颁布了种痘法，全国开展普遍种痘，从而迅速控制了本病。

消灭天花曾是全球所有国家都需要应对的问题，因为天花很容易从流行国家输入至非流行国家，从而再次引起暴发。多数天花流行国家经济落后、科学技术水平低，消灭疾病也因此需要国际上的援助。WHO 在 1958 年首次提出了全球消灭天花的计划，消灭行动策略包括：①每个国家大规模接种疫苗，并确保其效价和稳定性，疫苗覆盖至少 80% 的人群；②监测和控制，即发现病例并隔离以及控制暴发（Foege et al.，1971）。

消灭天花技术层面的革新主要包括疫苗制备和接种方法，这在消灭天花的过程中发挥了重要作用。冻干疫苗的出现，解决了热带地区（包括非洲、南美和亚洲，也是全球主要天花流行区）的储存和运输问题；WHO 提供疫苗制造的技术指导，如提供冻干疫苗生产手册和检定业务，使各国生产的冻干疫苗的质量达到规定标准。随着预防接种技术的发展，疫苗的免疫效果也得到了提高。WHO 号召各国淘汰传统划痕法或旋转柳叶刀法接种。使用喷气式注射器可在短时间内接种大量人群，迅速提高人群的免疫水平；但该设备保养和维护成本高，不适用于人口稀少地区。分叉式针头（又称"缝纫机针式"）用于多刺法效果良好，并且价格低廉，使用方便（Henderson et al.，1969）。采用分叉式针头接种天花疫苗，所需剂量仅为常规剂量的 1/4，而且经过简易培训后即可掌握使用方法。到 1969 年，所有国家都已使用分叉式针头进行天花疫苗的接种。

随着各国尤其是天花流行国家开始重视疾病监测，全球的天花逐渐得到控制。到 1970 年，非洲中、西部地区的 20 个国家已消灭天花（Foege et al.，1975）；巴西于 1971 年消灭，印度尼西亚于 1972 年消灭，亚洲于 1975 年消灭，埃塞俄比亚于 1976 年天花终止传播，索马里于 1977 年消灭（Fenner et al.，1988）。全球最后 1 例自然感染的天花病例于 1977 年 10 月 26 日发生在索马里。1978 年，英国发生了 2 例实验室感染的天花病例，之后再无天花病例发生。1980 年 5 月，世界卫生大会根据全球消灭天花证实委员会的建议，宣布全球已消灭天花，并建议停止天花疫苗的常规接种。到 1986 年，世界各地已经停止了天花疫苗的接种，目前只有位于美国亚特兰大的疾病预防控制中心和俄罗斯西伯利亚地区的 VECTOR 病毒研究留存天花病毒。

二、防范流感大流行

和天花不同，流感是不可能被消灭的疾病，这是因为：①和天花只有人类一个宿主不同，禽类为甲型流感病毒的天然宿主，而某些动物物种（如猪）也能支持某些甲型流感病毒亚型的流行；②流感病毒的变异频繁，需要经常更新疫苗。流感病毒每年导致全球 10 亿人感染、发病，每年因季节性流感感染而引起的呼吸道疾病导致 65 万人死亡，对人类健康造成巨大影响。流感大流行仍然不断发生，1918 年流感大流行随后的 100 年间又相继发生了 3 次流感大流行，分别是 1957 年 H2N2 流感、1968 年 H3N2 流感以及 2009 年的 H1N1 流感大流行，给全球人类健康带来巨大威胁。

自 1918 年在西班牙发生的流感大流行以来，每次大流行后都会出现新的季节性流感病毒株取代或与之前季节性流感病毒株共同流行。当前大部分季节性流感病毒由 2 种甲型流感病毒（H1N1 亚型和 H3N2 亚型流感病毒）和乙型流感病毒（Yamagata 系和 Victoria 系）组成。季节性流感已成为影响全球的重要疾病负担，对公众健康和经济社会的发展构成重要威胁。

流感疫苗是应对季节性流感疫情的有效手段。虽然 WHO 推荐的疫苗株与各国当季实际流行的病毒株有时不匹配，不能有效预防流感而导致流行水平增高，但总体上流感疫苗在应对流感疫情和保护人类健康方面做出了不可磨灭的贡献。如在 2009 年全球流感大流行期间，我国率先研制成功甲型流感病毒裂解疫苗。大规模、前瞻性队列研究显示，甲型流感疫苗在当时的流行中对人群的保护率可达到 87.3%（Kelley et al., 2011），在之后的流行季节中也保持了一定的保护效果（Fu et al., 2015）。多年的人群应用表明，流感疫苗具有较好的免疫效果和安全性，接种人体后可刺激机体产生相应的抗体，缺点是需要每年需更换疫苗株即每年需要接种（Paules and Subbarao, 2017）。因此研发不需要每年接种的疫苗是今后流感疫苗的发展方向，目标是不仅可以对所有亚型的流感产生保护，而且不需要更换疫苗株。最近的研究进展（如通用型保护性抗体的发现和 T 细胞免疫保护效果的研究等）表明，通用型流感疫苗在未来 20 年有可能研制成功。研究者对通用型疫苗也提出了明确的定义（Erbelding et al., 2018），包括保护率至少 75%；主要目标是对甲型流感各亚型均有保护（同时次要目标是对乙型流感具有保护）；保护作用至少持续一年，最好能够提供对多个流行季节的保护；对所有年龄的人群都有效。

第三节 疫苗及其可预防疾病

一、消灭脊髓灰质炎

在疫苗广泛使用前，脊髓灰质炎是人类永久性残疾的主要原因。暴露于脊髓灰质炎病毒后，约每200名儿童中会有1名发生麻痹，其中多数麻痹病例会留有永久性残疾，5%～10%麻痹病例死亡（Sabin，1951）。1988年世界卫生大会做出了2000年全球消灭脊髓灰质炎的决定（Khan et al.，2018）。为实现该目标，WHO在世界范围内所有脊髓灰质炎流行国家实施如下策略：①1岁以内婴儿达到和保持至少3剂次口服脊髓灰质炎减毒活疫苗（OPV）的高常规接种率；②国家免疫日期间为所有低龄儿童实施加强剂次OPV接种，以迅速阻断脊髓灰质炎病毒的传播；③对脊髓灰质炎病毒最可能低水平传播的地区开展"扫荡式"免疫接种活动；④建立并完善灵敏的流行病学和实验室监测系统，包括急性弛缓性瘫痪（acute flaccid paralysis，AFP）病例监测体系。2009年全球1岁内婴儿3剂次百白破联合疫苗接种率为82%（该指标可反映3剂次OPV的常规免疫接种率）。大规模OPV免疫活动（即国家免疫日期间进行免疫接种）是野生脊髓灰质炎病毒地方性流行的国家有效降低病毒广泛传播的唯一策略（Ching et al.，2000），如2010年在49个国家共开展了308次OPV强化免疫活动，接种3.92亿人，绝大多数为5岁以下儿童，使用了约20亿剂OPV；同年各脊髓灰质炎流行国家全年至少开展了6次大规模强化免疫活动。所有国家采取了监管完善的逐户接种方式，进一步提高了接种质量，尽可能在5岁以下儿童中达到最高免疫接种率。经过综合努力，全球野生脊髓灰质炎病毒株感染病例数量从1988年125个国家中的35 251例（估计实际约350 000例），下降到2011年的650例（Centers for Disease and Prevention，1994），再到2017年2个国家中的20例，病例数减少了99%以上（庞晓丽和王朝霞，2013）。超过1 600万人口避免了麻痹，80%人口居住区（按WHO分区）已经通过无脊髓灰质炎认证（Global Polio Eradication Initiative）。目前野生脊髓灰质炎病毒仅在少数地区循环，如在巴基斯坦和阿富汗仍有地区性流行，3种野生脊髓灰质炎病毒仅有Ⅰ型被检测到（张雨 等，2013）。随着越来越多的儿童接受免疫，在不久的将来消灭脊髓灰质炎这个古老的传染病的目标将得以实现。

这些成就在很大程度上归功于大量 OPV 的使用，在感染地区或高风险地区，每年约有 4 亿儿童接受超过 22 亿剂次的疫苗免疫。OPV 有黏膜免疫作用，因此该疫苗不仅保护儿童不受感染，而且可以阻止社区中的人际传播，最终可阻断所有的人际传播而达到消灭疾病的目标。但该减毒疫苗含有脊髓灰质炎病毒，可导致接种儿童发生疫苗相关的麻痹型脊髓灰质炎，部分地区会出现疫苗衍生脊髓灰质炎病毒（Lee et al.，2011）。在野生脊髓灰质炎病毒被根除后，持续应用 OPV 就与消灭疾病的目标产生矛盾，因此需适时停用 OPV（Mirand et al.，2012）。

在 2015 年 9 月宣布全球已根除 Ⅱ 型脊髓灰质炎病毒后（Oliveira et al.，2014），所有国家在 2016 年 4 月下旬停用了 3 价 OPV（含 Ⅰ 、Ⅱ 、Ⅲ 型脊髓灰质炎病毒），而改用 2 价疫苗（含 Ⅰ 和 Ⅲ 型病毒）。该举措有重要意义，因为在过去的 10 年间约有 40% 的疫苗相关麻痹病例（每年 200 例）和 90% 的疫苗衍生病毒循环暴发都与 3 价疫苗中的 Ⅱ 型病毒有关（Park et al.，2011）。

二、消除麻疹

麻疹是传染性很强的疾病之一，也是一种传统的儿童传染病。无疫苗时代时，麻疹呈周期性流行，流行的强度和频率取决于人口规模、个体间的接触率，以及是否有通过出生和迁移实现的人群中易感者增加等因素。麻疹疫苗应用于人群以来，麻疹流行规模减小，流行间隔延长，一些地区的麻疹控制取得了显著效果（Weibel et al.，1964）。但在 2000 年，麻疹仍是儿童因疫苗可预防疾病而死亡的首要病因，麻疹在 5 岁以下儿童死因中居第 5 位（Brzezinski，2013）。

消灭麻疹比消灭天花难度要大，因为麻疹传染性强，感染年龄较小，并且麻疹疫苗的接种年龄较大（Keegan et al.，2011）。1989 年世界卫生大会确定了全球控制和消除麻疹的目标。消除麻疹可分为 3 个阶段，不同阶段的策略不同，包括：①控制阶段，通过持续的控制措施，将疾病的发病或流行控制在一个较低水平。此阶段的策略主要是让婴儿达到较高的 1 剂次含麻疹成分的疫苗（measles containing vaccine，MCV1）常规接种率，以减少麻疹发病和死亡。在大城市及其他有大量未免疫儿童和死亡病例的地区，可针对 9 月龄至 5 岁儿童开展群体性预防接种。②预防暴发阶段，当麻疹发病持续减少时，应采取积极的接种策略来提前预防暴发的发生或完全阻断麻疹病毒传播。一些国家通过群体性预防接种的方式接种 2 剂次含麻疹成分的疫苗，产生较高人群免疫力，阻断麻疹病毒传播。一些国家在完成初始补充免疫后，通过入学时接种完成复种剂次。③消除阶段，该阶段是指通过持续的控制措施，将疾病的发病率降低至很低的水平，没有本土病毒的传播。

2010 年世界卫生大会为控制麻疹而设定了需在 2015 年完成的 3 个目标：①提高 1 岁儿童 MCV1 的常规免疫接种率，要求国家水平 ≥ 90% 及地区水平 ≥ 80%；②麻疹年发病率降低至小于 5/100 万；③与 2000 年比，麻疹死亡率降低 95%。2012 年世界卫生大会采用了 Global Vaccine Action Plan《全球疫苗行动计划》（GVAP）提出的工作目标，在 2015 年，6 个 WHO 区域中的 4 个实现消除麻疹目标；到 2020 年，有 5 个区消除麻疹。目前 6 个区的国家都已确立 2020 年消除麻疹的目标（疾病预防控制局，2019），但只有美洲区已经实现了消除麻疹的目标。

2000—2017 年，全球 MCV1 接种率从 72% 升高到 85%，但 2010 年起保持于 84% ～ 85%，WHO 各个区间的差别巨大。2013 年起 MCV1 的接种率在非洲区（69% ～ 70%）、美洲区（92%）、欧洲区（93% ～ 95%）及西太平洋区（96% ～ 97%）都保持稳定。2013—2017 年，东地中海的 MCV1 接种率从 78% 提高到 81%，东南亚区从 84% 提高到 87%，西太平洋区则自 2006 年起达到并保持在 95% 以上。2017 年全球的 118 个国家 MCV1 接种率 ≥ 90%，较 2000 年的 85 个国家有所增加，较 2016 年的 120 个国家微降。2000—2017 年，增加的 MCV1 ≥ 90% 的国家所占的百分比最高为非洲区（从 9% 提高到 34%）及东南亚区（从 27% 提高到 64%）。2017 年 78 个国家国家水平的 MCV1 接种率 ≥ 95%，45 个国家省级水平的 MCV1 接种率 ≥ 80%。全球范围内，2017 年共有 2 080 万婴儿未能常规接种 MCV1（Qi，2014）。

全球 2 剂次含麻疹成分的疫苗（MCV2）接种率从 2000 年的 15% 提高到 2017 年的 67%，这主要是因为提供 2 剂次免疫的国家数目从 2000 年的 98 个提高到 2017 年的 167 个。2000—2017 年，MCV2 接种率增加最多者为东南亚区（从 3% 到 77%）和西太平洋区（从 2% 到 94%）。

2017 年，约 39 个国家的 2.05 亿人通过 53 次麻疹疫苗补充免疫活动获得免疫。2010—2017 年，1 476 826 523 人通过 443 次麻疹补充免疫活动获得免疫（年均 55 次），其中 172 次补充免疫活动中包括健康干预。

2017 年已有 189 个国家开展了基于麻疹病例的监测。2000—2017 年，全球麻疹病例的数量减少了 80%，从 2000 年的 853 479 例降低到 2017 年的 173 330 例；麻疹发病率下降了 83%，从 145/100 万下降到 25/100 万。报告麻疹年发病率 < 5/100 万的国家所占的比例从 2000 年的 38%（64/169），上升到 2016 年的 69%（122/176），而后又下降到 2017 年的 65%（119/184）。根据模型估计，2007—

2017 年的 10 年间麻疹死亡人数下降了 80%，从 2000 年的 545 174 例下降到 2017 年的 109 638 例。与无疫苗时代相比，2000—2017 年间 MCV 免疫减少了全球 2 110 万人的死亡（Erbelding et al.，2018）。

三、加速控制乙型肝炎

乙型肝炎（乙肝）病毒（hepatitis B virus，HBV）感染是全球性的公共卫生问题。据 WHO 估计，全球有 20 亿以上的人感染过 HBV，其中 2.57 亿人为慢性 HBV 感染者，每年约 88 万人死于慢性 HBV 感染的相关疾病（孙景异等，2015；杨建萍，2018）。在 WHO 的西太平洋区，病毒性肝炎造成的死亡人数已超过了获得性免疫缺陷综合征（AIDS）、结核病和疟疾造成的死亡人数的总和，HBV 感染是造成病毒性肝炎死亡的主要原因（Mortality and Causes of Death，2015）。我国曾是 HBV 高流行区国家。1992 年全国病毒性肝炎血清流行病学调查结果显示，1 ～ 59 岁人群中乙型肝炎表面抗原（HBsAg）的流行率为 9.75%。其中 1 ～ 4 岁儿童中 HBsAg 的流行率高达 9.67%（Xia et al.，1996）。

由于早期感染主要发生在母婴传播，做好新生儿出生后首剂疫苗的接种成为预防 HBV 母婴传播的关键措施。因此我国在 1992 年将乙型肝炎疫苗（乙肝疫苗）纳入计划免疫管理，确定预防接种的重点人群首先是新生儿。为确保所有的新生儿能及时接种乙肝疫苗，我国政府通过激励机制鼓励孕产妇住院分娩，加强常规孕产妇 HBsAg 筛查。这既保证了孕产妇安全，又促进了乙型肝炎母婴阻断，提高乙肝疫苗首剂和全程接种率，减少了因母婴传播导致的 HBV 感染。同时，我国"谁接生，谁接种"的策略成为一种成功的公共卫生实践被确定下来。全国乙肝疫苗首剂及时接种率由 1992 年的 22% 提高至 2002 年的 66.8%，2014 年达到 95%。我国预防接种的成绩，不仅造福了我国人民，还为其他发展中国家防控乙肝提供了经验，成为提高公共卫生均等化的典范。2006 年全国乙肝血清流行病学调查发现，1 ～ 59 岁人群 HBsAg 流行率降至 7.18%，其中 1 ～ 4 岁儿童 HBsAg 流行率为 0.96%。据此推算，2006 年全国有慢性 HBV 感染者约 9 300 万人，其中慢性乙肝患者 2 000 万 ～ 3 000 万人。2014 年全国乙肝血清流行病学调查结果显示，中国 30 岁以下人群 HBsAg 携带率为 4.4%，较 1992 年（10.1）下降 56%；15 岁以下儿童 HBsAg 携带率由 1992 年的 10.8% 降至 0.8%，降幅为 93%。据推算中国 1992—2016 年儿童慢性 HBV 感染者减少约 3 000 万例，因慢性 HBV 感染导致的死亡减少 500 万例，提示我国通过新生儿乙肝疫苗免疫阻断母婴传播为主的预防策略取得了巨大成功（Hadler et al.，2013；Cui et al.，2007）。

根据 WHO 的分类标准，中国现为 HBV 中度流行区的国家。按照最新文献研究结果，中国 2017 年人群 HBsAg 流行率估计约为 6%，慢性 HBV 感染者约为 7 000 万人，诊断率为 18.7%，治疗率为 10.8%。乙肝疫苗接种对降低肝细胞癌的发病也有显著效果。我国台湾地区儿童肝癌发病率数据分析结果显示，6 ~ 14 岁儿童肝癌发病率从 1981—1986 年的 0.70/10 万下降到 1990—1994 年的 0.36/10 万（Chang et al.，1997）。李荣成等的研究显示，接种乙肝疫苗 15 年后，0 ~ 19 岁人群原发性肝癌死亡率下降 95%（Li et al.，2004）。

血清学调查可以了解特定人群 HBV 慢性感染率和抗体水平，评价乙肝防控实施效果。我国 1979、1992、2006 和 2014 年开展的全国乙肝血清流行病学调查，调查结果对于明确我国乙肝疾病负担分布特征、指导制定乙肝防控策略发挥了重要作用。对流行病学调查结果进行对比发现，我国通过实施乙肝疫苗接种为主的综合防控策略，人群 HBV 慢性感染率大幅度下降，已由 1992 年的 9.75% 下降到 2014 年的 6% 以下，其中 5 岁以下儿童携带率继续维持在 1% 以下，提前实现了 WHO 西太平洋区提出的到 2017 年将 5 岁以下人群 HBsAg 携带率降至 1% 以下的目标（Cui et al.，2017）。

一项前瞻性队列研究对纳入的 884 名有 HBsAg 阳性、HBeAg 阴性母亲的新生儿进行观察，并根据产后免疫预防措施分为乙肝疫苗组和乙肝疫苗 + 免疫球蛋白两组进行比较，结果发现对于 HBsAg 阳性、HBeAg 阴性的母亲，单独应用乙肝疫苗即可有效阻断母婴传播（Lu et al.，2017）。

目前我国防控乙肝仍然面临很多挑战，主要包括：①母婴传播未完全阻断。按照 WHO 制定的消除病毒性肝炎公共卫生威胁的目标，截至 2030 年，5 岁以下儿童的 HBsAg 携带率要控制在 0.1% 以下，这就需要继续保持高水平的乙肝疫苗接种率，继续做好新生儿乙型肝炎疫苗预防接种工作，尤其是关注边远的医疗力量薄弱地区的人群；加强孕产妇筛查和母婴阻断工作，对 HBsAg 阳性母亲的新生儿采取母婴传播阻断措施，进一步减少突破性感染的发生，并做好后续的监测工作，评价母婴阻断的效果。②关注重点人群和高危人群的预防接种，逐步开展成人高危人群乙肝疫苗接种，进一步减少新发感染的发生。③开展高危人群的筛查，提高慢性乙肝感染者的诊断率和治疗率。

四、应对埃博拉疫情

埃博拉病毒（Ebola virus）因其 1977 年第一次暴发地点在非洲埃博拉河谷而得名，自然传播的埃博拉病毒已对公众健康构成潜在威胁，并且可能会成为生物恐怖的开发目标。埃博拉病毒被 WHO 评为生物安全等级 4 级病毒。2014 年西非埃博拉疫情暴发后，日渐增多的病例数及不断扩大的传播范围使其成为全球关注的热点，研究安全、广谱、高效的埃博拉疫苗被加快推进。目前已有 2 种疫苗获得注册，约有 12 种疫苗处于研发阶段，其中 4 种已进入 II 期临床试验，1 种已完成 III 期临床试验。埃博拉疫苗在早期临床试验中显示出较好的免疫原性和安全性，如 rVSV-ZEBOV 疫苗在 III 期保护效力试验中获得成功，使得埃博拉暴发疫情的防控见到曙光。全球疫苗免疫联盟（the Global Alliance for Vaccines and Immunization，GAVI）已订购 30 万剂 rVSV-EBOV 疫苗，该疫苗可能用来在将来的埃博拉疫情暴发中使用。rVSV-EBOV 疫苗现在用来阻断感染地区的人际传播，28 000 多人已经接种该疫苗。

第四节　全球疫苗应用现状

WHO 在 1974 年建立扩大免疫规划（expanded program on immunization，EPI），目标为确保所有儿童能够接种 4 种疫苗预防 6 种疾病，即卡介苗（BCG）预防结核，百白破（DPT）联合疫苗预防百日咳白喉及破伤风，以及 OPV 预防脊髓灰质炎和麻疹疫苗（MV）预防麻疹（Okwo-Bele and Cherian，2011）。WHO 和联合国儿童基金会（United Nations International Children's Emergency Fund，UNICEF）每年会审核各个国家的疫苗接种率相关数据，包括报告的和现场调查的结果，基于常规免疫的数据来评估所有成员国的疫苗接种率，其中 12 月龄人群 DPT3 接种率为衡量免疫工作的一个主要指标（Burton et al.，2009）。

尽管 2007—2010 年间全球 3 剂次百白破疫苗（DPT3）的接种率从 79% 提高到 84%，但 2010 年后保持平稳，未持续上升，2017 年的全球接种率为 85%。2017 年全球各国家 DPT3 接种率为 25% ~ 99% 不等，其中接种率最低为非洲区（72%），最高为西太平洋区（97%）。总体上，2017 年，194 个成员国中有 123 个国家的 DPT3 接种率达到 90%，这比 2016 年的 117 个国家有所提高。2017 年，1 岁内未接种 3 剂次 DPT 的 1 990 万名儿童中，有 1 240 万（62%）分布在 10 个国家；未完成 3 剂次 DPT 接种的所有儿童中，1 370 万（69%）未接种 1 剂次，620 万（31%）接种了但未完成 3 剂次的接种。

2007—2017 年，全球每年出生的活产婴儿数从 1.305 亿增加到 1.362 亿，10 年间增加了 570 万（4%）。在此期间，全球 DPT3 接种率提高了 36%（从 79% 到 85%），未接种 DPT3 的儿童人数从 2 750 万减少到 1 990 万，降低了 760 万。

2017 年未接种 DPT3 人数最多的 10 个国家中，各国的趋势不同，如 10 年间印度每年的活产婴儿数减少了 160 万，但在其他 9 个国家该数量保持平稳或上升。10 个国家中，7 个国家的 DPT3 接种率提高，2 个下降。尼日利亚是 2017 年未接种 DPT3 人数最多的国家，而 10 年间该国的接种率无变化。10 个国家中，5 个国家（刚果民主共和国、埃塞俄比亚、印度、印度尼西亚和巴基斯坦）未接种 DPT3 的儿童数下降，而其他 5 个国家（阿富汗、安哥拉、伊拉克、尼日利亚和南非）保持稳定或上升。

2007—2017 年，印度和尼日利亚未接种 DPT3 儿童人数的趋势相反。2007 年，印度的 930 万和尼日利亚的 330 万儿童未完成 3 剂次的免疫接种。但之后的 10 年间，印度应接种 DPT3 人数减少 6%，尼日利亚上升 23%；印度的 DPT3 接种率提高 24%，尼日利亚无变化。尼日利亚在 2014 年超过印度成为未接种 DPT3 儿童最多的国家（尼日利亚 372 万，印度 365 万）。

与 DPT3 类似，全球 MCV1 的接种率在 2007—2010 年间由 80% 增加到 84%，但在 2010—2017 年保持稳定（84% ~ 85%）。各国 MCV1 接种率为 20% ~ 99% 不等，如 2017 年 MCV1 接种率最低为非洲区（70%），最高为亚太区（97%）。全球 118 个国家已达到 GVAP 的 2020 年目标（≥ 90%）。类似 DPT3 和 MCV1，全球第 3 剂脊髓灰质炎接种率 2007—2010 年有所升高（从 81% 到 84%），之后 2010—2017 年保持稳定（84% ~ 85%）。2007—2017 的 10 年间，全球 24 月龄儿童 MCV2 的接种率从 16% 提高到 52%，3 ~ 14 岁儿童的接种率为 33% ~ 67%。WHO 各区的 MCV2 接种率为 25% ~ 94% 不等，其中也有尚未将 MCV2 纳入本国免疫规划程序的国家。

2007—2017 年，其他疫苗的估计接种率：轮状病毒疫苗为 2% ~ 28%，肺炎球菌结合疫苗为 4% ~ 44%；风疹疫苗为 26% ~ 52%；b 型流感嗜血杆菌（Hib）疫苗为 25% ~ 72%；乙肝疫苗出生时首剂为 24% ~ 43%，3 剂为 63% ~ 84%（Vanderende et al.，2018）。

1974 年 EPI 实施后，全球疫苗接种率取得巨大进展，2017 年全球 DPT3、MCV1 接种率达到 85%，10 年间 MCV2 接种率翻了一倍。但仅有 63%、61% 的国家达到 GVAP 的在 2020 年 DPT3、MCV1 接种率 ≥ 90% 的目标，而在接种率最低的 10 个国家中，各个国家情况差别很大（Vanderende et al.，2018）。全球达到和保持高水平的疫苗接种率仍存在挑战。在接种水平迅速升高的国家，应持续保持对免疫规划的投入，以确保实现目标。经验表明，当 DPT3 接种率上升时，每年平均的接种水平反而会下降，这可能是当覆盖水平较高时（如水平 > 90%），持续增加每年的接种率存在困难（Wallace et al.，2014）。应推行特定的策略和措施，解决疫苗接种领域的"最后一公里"问题。另外，快速的人口增长可能也是接种水平保持和提升的挑战，疫苗犹豫（指在疫苗接种服务可及的情况下，仍然推迟或拒绝接种疫苗）现象可能逆转。目前在预防及消除疫苗可预防疾病方面已有进展，人们不选择接种疫苗的原因很复杂，可能原因包括对自身健康过于自信、接种疫苗不便以及缺乏信心等。应开展关于人口模式和接种障碍（包括投入、疫苗犹豫等）的研究，以达到每个地区实现和保持疫苗高接种水平。

（傅传喜　崔富强）

参考文献

崔富强，庄辉（2018）．中国乙型肝炎的流行及控制进展 - 中国病毒杂志，8（4）：257-264.

刁连东，孙晓冬（2015）．实用疫苗学．上海：上海科技出版社．

疾病预防控制局（2019）．2018 年全国法定传染病疫情概况．http://www.nhc.gov.cn/jkj/s3578/201904/05042732704a5db64f4ae1f6d57c6c.shtml. Accessed date 2020-01-20．

庞晓丽，王朝霞（2013）．第十一届全国儿科感染性疾病学术会议论文集．上海：[出版者不详]，103-104.

世界卫生组织，联合国儿童基金会，世界银行（2009）．全球疫苗和免疫现状（第三版）．Geneva：WHO.

孙景异，肖征，崔海洋（2015）．两起 coxa4 引起的幼儿园疱疹性咽峡炎暴发疫情调查．中国学校卫生，4：631-632.

杨建萍（2018）．一起柯萨奇病毒 A2 群引起幼儿园疱疹性咽峡炎暴发疫情分析．中国学校卫生，10（7）：930-932.

迮文远（2001）．计划免疫学（第 2 版）．上海：上海科技文献出版社．

章以浩，赵铠（1999）．全世界和中国根绝天花的历史事实、基本经验及启迪．中华流行病学杂志，（02）：4-7.

张雨，许爽，李佳明等（2013）．第十届全国病毒学学术研讨会论文集．哈尔滨：[出版者不详]，173.

赵铠，章以浩（2003）．中国生物制品发展史略．北京：北京生物制品研究所．

Baker JP（2003）．The pertussis vaccine controversy in Great Britain，1974-1986. Vaccine，21（25-26）：4003-4010.

Brzezinski P（2013）．Herpangina and erythema multiforme in a three-year boy. Przegl Lek，70：764-766.

Burton A，Monasch R，Lautenbach B，et al（2009）．WHO and UNICEF estimates of national infant immunization coverage：methods and processes. Bull World Health Organ，87：535-541.

Centers for Disease and Prevention（1994）. Certification of poliomyelitis eradication—the americas. Mmwr Morb Mortal Wkly Rep，43：720-722.

Chang MH，Chen CJ，Lai MS，ct al（1997）. Universal hepatitis B vaccination in taiwan and the incidence of hepatocellular carcinoma in children. Taiwan Childhood Hepatoma Study Group. N Engl J Med，336：1855-1859.

Ching P，Birmingham M，Goodman T，et al（2000）. Childhood mortality impact and Costs of integrating Vitamin A Supplementation into Immunization Campaigns. Am J Public Health，90：1526-1529.

Cui F，Shen L，Li L，et al（2017）. Prevention of chronic hepatitis B after 3 decades of escalating vaccination policy China. Emerg Infect Dis，23（5）：765-772.

Cui FQ，Wang XJ，Cao L，et al（2007）. Progress in hepatitis B prevention through universal infant vacination-China，1997-2006. MMWR，56（18）：441-445.

Deria A，Jezek Z，Markvart K，et al（1980）. The world's last endemic case of smallpox：surveillance and containment measures. B World Health Organ，58（2）：279.

Erbelding EJ，Post DJ，Stemmy EJ，et al（2018）. A universal influenza vaccine：the strategic plan for the national institute of allergy and infectious diseases. J infect Dis，218：347-354.

Eskola J，Anttila M（1999）. Pneumococcal Conjugate Vaccines. Pediatr Infect Dis J，18（6）：543-551.

Fenner F，Henderson DA，Arita I，et al（1998）. Smallpox and Its Eradication. Geneva：World Health Organization.

Foege WH，Millar JD，Henderson DA（1975）. Smallpox eradication in west and central Africa. Bull World Health Organ，52：209-222.

Foege WH，Millar JD，Lane JM（1971）. Selective epidemiologic control in smallpox eradication. Am J of Epidemiol，94：311-315.

Fu C，Xu J，Lin J，et al（2015）. concurrent and cross-season protection of inactivated influenza vaccine against a（H1N1）pdm09 illness among young children：2012-2013 case-control evaluation of influenza vaccine effectiveness. Vaccine，33：2917-2921.

GBD 2013 Mortality and Causes of Death Collaborators（2015）. Global，regional，and national age-sex specific all-cause and cause-specific mortality for 240 causes of death，1990-2013：A systematic analysis for the global burden of disease study 2013. Lancet，385：117-171.

Global Polio Eradication Initiative（2017）. Global Polio Eradication Initiative：Annual Report 2016. Geneva：World Health Organization.

Global Polio Eradication Initiative（2018）. Global Polio Eradication Initiative：Annual Report 2017. Geneva：World Health Organization.

Hadler SC，Cui F，AVerhoff F，et al（2013）. The impact of hepatitis B vaccine in China GAVI Project. Vaccine，31（12）：J66-J72.

Hansen B（1998）. America's first medical breakthrough：how popular excitement about a French rabies cure in 1885 raised new expectations for medical progress. The Am Hist Rev，103（2）：

373-418.

Henderson D, Arita I, Shafa E (1969). Studies of the Bifurcated Needle and Recommendation For Its Use. Geneva: WHO.

Keegan R, Dabbagh A, Strebel PM, et al (2011). Comparing measles with previous eradication programs: enabling and constraining factors. J infect Dis, 204 (Suppl 1): S54-S61.

Kelley NS, Osterholm MT, Belongia EA (2011). Safety and effectiveness of a 2009 H1N1 vaccine in Beijing. N Engl J Med, 364: 1181.

Khan F, Datta S D, Quddus A, et al (2018). Progress toward Polio eradication-worldwide, January 2016-March 2018. Mmwr Morb Mortal Wkly Rep, 67: 524-528.

Lambert SM, Markel H (2000). Making history: Thomas Francis Jr, MD, and the 1954 Salk poliomyelitis vaccine field trial. Arch Pediatr Adolesc Med, 154 (5): 512-517.

Lee MH, Huang LM, Wong WW, et al (2011). Molecular diagnosis and clinical presentations of enteroviral infections in taipei during the 2008 epidemic. J Microbiol Immunol Infect, 44: 178-183.

Li RC, Yang JY, Gong J, et al (2004). Efficacy of hepatitis B vaccination on hepatitis B prevention and on hepatocellular carcinoma. Zhonghua Liu Xing Bing Xue Za Zhi, 25: 385-387.

Lu Y, Liang XF, Wang FZ, et al (2017). Hepatitis B vaccine alone may be enough for preventing hepatitis B virus transmission in neonates of HbsAg (+) /HbeAg (−) mothers. Vaccine, 35: 40-45.

Mirand A, Henquell C, Archimbaud C, et al (2012). Outbreak of hand, foot and mouth disease/herpangina associated with coxsackievirus A6 and A10 infections in 2010, France: a large citywide, prospective observational study. Clin Microbiol infect, 18: E110-E118.

Nathanson N, Langmuir AD (1963). The cutter incident poliomyelitis following formaldehyde-inactivated poliovirus vaccination in the United States during the spring of 1955: I. Background. Am J Hyg, 78 (1): 16-28.

Grose C (2005). Varicella vaccination of children in the United States: assessment after the first decade 1995-2005. J Clin Virol, 33 (2): 89-95.

Oedingen C, Staerk JW (1997). First cure for diphtheria by antitoxin as early as 1891. Ann Sci, 54 (6): 607-10.

Okwo-Bele JM, Cherian T (2011). The expanded programme on immunization: a lasting legacy of smallpox eradication. Vaccine, 29 (Suppl 4): D74-D79.

Oliveira DB, Campos RK, Soares MS, et al (2014). Outbreak of herpangina in the Brazilian Amazon in 2009 caused by enterovirus B. Arch Virol, 159: 1155-1157.

Park SH, Choi SS, Oh SA, et al (2011). Detection and characterization of enterovirus associated with herpangina and hand, foot, and mouth disease in Seoul, Korea. Clin Lab, 57: 959-967.

Pasteur L, Chamberland R (2002). Summary report of the experiments conducted at Pouilly-le-

Fort, near Melun, on the anthrax vaccination, 1881. YJBM, 75 (1): 59.

Paules C, Subbarao K (2017). Influenza. Lancet, 390: 697-708.

Pizza M, Scarlato V, Masignani V, et al (2000). Identification of vaccine candidates against serogroup B meningococcus by whole-genome sequencing. Science, 287 (5459): 1816-1820.

Qi W (2014). Clinical features of severe cases of hand, foot and mouth disease with Ev71 virus infection in China. J Archives of Medical Science, 2014, 10 (3): 510-516.

Sabin AB (1951). Paralytic consequences of poliomyelitis infection in different parts of the world and in different population groups. Am J Public Health Nations Health, 41: 1215-1230.

Sato Y, Izumiya K, Sato H, et al (1981). Role of antibody to leukocytosis-promoting factor hemagglutinin and to filamentous hemagglutinin in immunity to pertussis. Infect Immun, 31 (3): 1223-1231.

Stanley P, Walter O, Paul O, et al (2017). Vaccines (7th ed). Singapore: Elsevier.

Vanderende K, Gacic-Dobo M, Diallo MS, et al (2018). Global routine vaccination coverage-2017. Mmwr Morb Mortal Wkly Rep, 67: 1261-1264.

Wallace AS, Ryman TK, Dietz V (2014). Overview of global, regional, and national routine vaccination coverage trends and growth patterns from 1980 to 2009: implications for vaccine-preventable disease eradication and elimination initiatives. J infect Dis, 210 (Suppl 1): S514-S522.

Weibel RE, Stokes J, Jr., Halenda R, et al (1964). Durable immunity two years after administration of enders's live measles-virus vaccine with immune globulin. N Engl J Med, 270: 172-175.

World Health Organization (2019). Ebola Virus Disease-Democratic Republic of the Congo. www. who.int/csr/don/09-April-2020-ebola-drc/en/. Accessed date 2020-01-20.

Xia GL, Liu CB, Cao HL, et al (1996). Prevalence of hepatitis B and C virus infections in the general Chinese population. Results from a nationwide crossectional seroepidemiologic study of hepatitis A, B, C, D, and E virus infections in China, 1992. Int Hepatol Commu, 5 (1): 62-73.

第二章　国内外获准上市的疫苗

在疫苗的价值被人们认识后，越来越多的疫苗被研发出来。截至 2018 年，我国已经有 27 种预防疾病的疫苗，还有 23 种正在研发的疫苗。WHO 于 1974 年首次提出扩大免疫规划（EPI）的概念，提出通过接种疫苗预防儿童疾病。EPI 的实施，不仅保护了儿童的健康，也促进了母亲保健项目的快速发展，疫苗作为预防疾病的利器开始逐渐被世人认可并迅速推广使用。EPI 理念的提出归因于 1967—1977 年人们从消灭天花疾病中积累的经验。在 EPI 提出 40 年后，几乎所有的 WHO 成员国已经将传统疫苗外的其他疫苗逐步纳入国家免疫规划。EPI 的实施也极大地促进了国际合作和疾病监测，推动了预防保健系统的建立，并为实现人人普及预防接种服务的目标做出了贡献。EPI 也成为联合国可持续发展目标（sustainable development goals，SDG）中降低 5 岁以下儿童死亡的手段之一。在联合国的 194 个成员国中，已经有 191 个（99%）将 b 型流感嗜血杆菌（hemophilus influenzae type b，Hib）疫苗纳入国家免疫规划（不含中、俄、泰），186 个（96%）国家使用乙肝疫苗，134 个（69%）国家使用肺炎球菌结合疫苗，90 个（46%）国家使用轮状病毒疫苗，74 个（38%）国家使用青年女性的人乳头瘤病毒（human papilloma virus，HPV）疫苗，164 个（85%）国家使用 MCV2。

第一节　疫苗上市前应具备的条件

疫苗接种对象绝大多数是健康人群，且以健康婴幼儿及儿童为主。疫苗使用人群的特殊性使其成为制药领域中对生产过程的设计和检验最为严格的产品之一。保证疫苗安全性、有效性和各批次间一致性的关键，在于研发过程中对产品特性全面细致的研究和了解，对产品各阶段生产工艺的严格控制，与生产工艺相关的配套管理的保障，对生产过程各关键控制点中间产物、半成品及成品的严格检测，对产品签发、销售、运输，直至使用的全生命周期的严格控制和监管。

19 世纪 60 年代导致"海豹婴儿"的沙利度胺悲剧促使全球药品监管机构意识到独立评估的重要性。为确保疫苗产品能够达到安全性要求，使生产工艺能够稳定生产出抗原活性、效价水平、纯度、理化特性和稳定性等均符合标准要求的产品，同时，为使疫苗能够按照规范要求进行临床试验并得出科学的评价结果，疫苗生产商必须遵循所属国药品监管系统出台的一系列药品和生物制品法规相关要求，包括《药物非临床研究质量管理规范》（good laboratory practice，GLP）、《药品生产质量管理规范》（good manufacturing practice，GMP）、《药物临床试验质量管理规范》（good clinical practice，GCP）。20 世纪 60—70 年代，各国药品及生物制品的安全性、质量和疗效等方面的法律法规和指南原则快速出台。在产业越来越国际化和新的全球市场不断被开发的同时，不同国家在药品监管上的分歧使得研发成本上升、新药上市延迟。作为生物制品的疫苗注册也具有明确的国际界限。尽管不同的法规体系遵循同样的基本原则，但具体技术要求中存在较大差异，使得疫苗企业为了使新产品在国际上市，必须重复许多耗时昂贵的检测程序。

1990 年美国、欧盟、日本的法规专家和科学家代表组成了国际人用药品注册技术协调会（International Conference on Harmonisation，ICH），该组织的基本宗旨是在药品注册技术领域协调和建立关于药品安全、疗效和质量的国际技术标准和规范。它作为监管机构批准药品上市的基础，可减少药品研发和上市成本，推动安全有效的创新药品早日为患者健康服务。经过 20 多年的发展，ICH 发布的技术指南已经为全球多数国家的药品监管机构接受和转化，成为药品注册领域的核心国际规则。2017 年 5 月底，ICH 会议通过了中国国家食品药品监督管理总局入组 ICH 成员的申请，该进程意味着中国药品监管部门、制药行业和研发机构将逐步转化，实施国际最高技术标准和指南，并积极参与规则制定，推动国际创新药品早日进入中国市场，以满足临床用药需求，同时提升国内制药产业创新能力和国际竞争力。

ICH 要求药品生产须遵循 GMP 规范。GMP 是药品生产管理和质量控制的基本要求，旨在最大限度地降低药品生产过程中污染、交叉污染以及混淆、差错等风险，确保持续、稳定地生产出符合预定用途和注册要求的药品。在中国，疫苗作为生物制品进行监管，由国家市场监督管理局负责拟订监督管理政策规划、组织起草法律法规草案、拟订部门规章，并监督实施。国家市场监督管理局药品注册管理司负责疫苗的注册管理，组织开展研制环节检查及查处相关违法行为；局直属药品审评中心负责临床试验申请、注册申请及相关补充申请的药学研究资料的技术审评工作，提出专业审评意见并形成审评报告，提出明确结论意见及处理建议。本节就中国疫苗上市前需具备的条件做简要阐述。

新疫苗的审批程序包括 4 方面主要内容：①临床前研究；②根据现行 GMP 规范生产临床样品，并向申报国家的食品药品监督管理部门提交临床注册申请；③通过Ⅰ、Ⅱ、Ⅲ期临床试验来检测疫苗的安全性和有效性；④向申报国家的食品药品监督管理部门提交全部临床前研究资料、临床阶段资料、工艺改进及标准完善资料、稳定性研究资料等，用于终审和获得上市许可。

一、疫苗临床前研究要求

在我国，疫苗临床前研究应符合国家《中华人民共和国药品管理法》等相关法律法规的要求。首先，需要对相关疾病的流行趋势、危害程度、易感人群、病原体的分型等流行病学数据进行分析；对国内外有关该产品研发、上市销售现状及相关文献资料或者生产、使用情况、成品研究合理性和临床使用必要性进行综述（国家食品药品监督总局，2005）。疫苗的临床前研究包括药学研究、药理研究和毒理学研究。

（一）疫苗的药学研究

1. 疫苗生产用菌毒种研究　应包括：①明确菌毒株的名称及来源信息，对于基因工程疫苗，需明确表达系统的名称及来源。②明确菌毒株分离用细胞名称、代次、来源及外源因子背景等；明确病毒分离用动物来源、接种途径、饲养条件等背景；明确菌毒株分离用培养基名称、种类及温度、条件等；对基因工程疫苗，需明确插入目的基因的序列、来源、遗传标记、质粒保有率等生物学特性。③明确菌毒株代次、检定方法、培养条件、滴度等资料。④明确菌毒种库的建立和保存信息，如原始菌毒种代次、滴度，添加的保护剂的名称和浓度、存储条件等资料。种子批的建立应符合现行版《中华人民共和国药典》（简称《中国药典》）通则的《生物制品生产检定用菌毒种管理规程》的要求。应对种子批进行菌毒种的传代和限定代次的研究，以证明主种子和工作种子批在规定代次内的生物学特性与原始菌毒种的一致性。⑤菌毒种的检定项目包括鉴别试验、纯菌检查、外源因子检查、感染滴度的试验、免疫原性检查、减毒特性的试验等。

2. 疫苗的生产工艺研究　疫苗的生产工艺研究包括：①生产用菌毒种批的遗传稳定性分析；②生产用细胞及培养基应符合现行版《中国药典》中的相关要求；③疫苗生产工艺的研究；④生产工艺验证的研究，包括对疫苗生产中菌毒种代次、菌毒种接种量、收获次数、灭活工艺及验证、半成品配制、分批等要求（应按现行版《中国药典》执行），需确定原液生产的主要技术参数；⑤疫苗的配方研究，包括疫苗中添加的佐剂、稳定剂、缓冲液以及赋形剂等是否对疫苗的免疫原性和安全性造成影响。为规范铝佐剂的使用，药品审评中心于2018年8月下发的《预防用疫苗铝佐剂技术指导原则（征求意见稿)》已在进一步修订中。ICH应提供流程图以说明，从最初接种物（如一支或多支工作细胞库安瓿中的细胞）到最后收获操作的生产线路。流程图应包括所有步骤（如单元操作）和中间体；应包括各阶段的相关信息，如细胞群倍增水平，细胞浓度、体积，pH、培养时间、放置时间和温度。应确定关键步骤和关键中间体，并建立相应质量标准。

3. 疫苗生产规范 ICH E6（R1）明确要求实验用药品应当按照使用药品的GMP生产、处理和储存。生产规范要求，疫苗生产企业应当具备涵盖影响药品质量所有因素的药品质量管理体系，包括确保药品质量符合预定用途的有组织、有计划的全部活动。该规范旨在最大限度地降低药品生产过程中污染、交叉污染以及混淆、差错等风险，确保持续稳定地生产出符合预定用途和注册要求的药品。

GMP附录3的生物制品部分指出（中华人民共和国卫生部，2010)，由于生物制品的特殊性，应当对其生产过程和中间产品的检验进行特殊控制，其特殊性体现在：①生物制品的生产涉及生物过程和生物材料，如细胞培养、活生物体材料提取等。这些生产过程存在固有的可变性，因此其副产物的范围和特性也存在可变性，甚至培养过程中所用的物料也是污染微生物生长的良好培养基。②生物制品质量控制所使用的生物学分析技术通常比理化测定技术具有更大的可变性。③为提高产品效价（免疫原性）或维持生物活性，常需在成品中加入佐剂或保护剂，致使部分检验项目不能在制成成品后进行。疫苗生产企业还须遵循附录3的生物制品部分中对从事疫苗生产的企业人员、厂房与设备、动物房及相关事项、生产管理、质量管理等的管理规定。

我国GMP对药品（包括疫苗）质量控制的基本要求包括以下几点：

（1）应当配备适当的设施、设备、仪器和经过培训的人员，有效、可靠地完成所有质量控制的相关活动。

（2）应当有批准的操作规程，用于原辅料、包装材料、中间产品、待包装产品和成品的取样、检查、检验以及产品的稳定性考察，必要时进行环境监测，以确保符合本规范的要求。

（3）由经授权的人员按照规定的方法对原辅料、包装材料、中间产品、待包装产品和成品取样。

（4）检验方法应当经过验证或确认。

（5）取样、检查、检验应当有记录，偏差应当经过调查并记录。

（6）物料、中间产品、待包装产品和成品必须按照质量标准进行检查和检验，并有记录。

（7）物料和最终包装的成品应当有足够的留样，以备必要的检查或检验；除最终包装容器过大的成品外，成品的留样包装应当与最终包装相同。

4. 疫苗生产过程　疫苗生产基本包括以下 4 个阶段（罗凤基 等，2017）：

第一步生产用于诱导免疫应答的抗原，包括生产病原体本身（用于随后的灭活或亚单位分离）或生产来自病毒体的重组蛋白。病毒在细胞中培养，例如用原代细胞（如猴肾细胞）培养脊髓灰质炎病毒，或用可连续传代的细胞（如 Vero 细胞）培养乙型脑炎病毒；细菌性病原体在生物反应器中培养，在维持抗原完整性的同时，达到产量量化；重组蛋白可用细菌、酵母或细胞培养，如重组乙型肝炎疫苗和重组戊型肝炎疫苗。病毒和细菌种子培养物以及用于病毒生产的细胞系需要严格控制、储存、鉴定和保护（国家药典委员会，2015）。生产的第一步是建立原始细胞库。用这种瓶装细胞库制备出工作细胞库，用于批量生产的起始材料。疫苗生产中种子库的改变将导致产品的彻底变更，将涉及类似新产品开发的全套研发过程。

第二步是从培养物中分离抗原。这可以是从细胞中分离病毒或分泌性蛋白，或从培养基中分离含有抗原的细胞。分离后要纯化抗原，对于基因工程重组蛋白疫苗，这包括多步柱层析和超滤操作，如戊型肝炎疫苗的生产过程。对于灭活病毒疫苗来说，仅需灭活分离的病毒，或根据需要进行不同要求的纯化操作。如生产流感疫苗时，需将各型毒株分别接种于鸡胚来培养病毒，经冷胚后收获含有病毒的尿囊液，加灭活剂灭活得到单价病毒液；再采用适当的方法纯化后加入裂解剂裂解，去除裂解剂后，经除菌过滤成为单价原液。目前常用的灭活剂为甲醛，纯化常采用密度梯度离心和分子筛层析。

第三步是添加制剂配方。为增强疫苗免疫应答、提高疫苗的稳定性并有利于产品配送和临床接种，疫苗制剂中可能需添加佐剂、稳定剂和（或）防腐剂。疫苗制剂中的所有成分需在单个容器内混匀。该操作在高度控制的环境中进行，工作人员需着特定防护服以避免关键工作区域内的污染。操作期间，对环境和关键区域进行监控，这一阶段的质量控制测试通常包括无菌检查，以及安全性、效力、纯度和吸附率等其他特性检测。

第四步为分包装。在这一阶段，向单个彻底清洗的无热源单剂量或多剂量容器中灌装、冻干，并用无菌塞或活塞密封容器。为了防止污染，所有灌装操作必须在高度控制的环境中进行，其中人员、设备和用品通过受控的方式进入关键区域。灌装后，需使用半自动或自动设备检查所有容器是否存在物理缺陷。

5．疫苗质量控制　ICH M4Q（R1）明确了药品质量分析方法，要求生物技术产品申报材料中应提供生产工艺信息，通常始于细胞库种子，包括细胞培养、收获、纯化和修饰、灌装、贮藏和运输条件；还应提供批次编号系统的说明，包括收获物或中间体的合并，以及批量或规模的信息。疫苗质量控制研究指导原则要求在研发阶段确定生产工艺各个环节的中间品、原液、成品的质控标准，以便后续工艺的进行，保证产品的质量、工艺的稳定性。同时，还应建立疫苗的质控标准品和参考品，用于验证疫苗的纯度、杂质残留、抗原、抗体、生物效力等检测指标。对不同工艺阶段产品的要求包括：①工作种子批毒种制备阶段应重点关注其遗传稳定性，建立鉴别试验、病毒滴度检查、毒株免疫原性试验的方法和标准；②对纯化工艺应重点关注其纯化产物、原液的抗原纯度，建立用于评价纯化产物有效成分含量及杂质限量的方法及标准品；③申报阶段疫苗的质量标准不得低于现行版《中国药典》和WHO相关指南的要求；④半成品和成品的质量控制至少包括鉴别试验，装量测定，化学指标检测（pH值，佐剂、灭活剂以及其他残留有机溶剂的指标），无菌检查，异常毒性、热原或细菌内毒素检查，疫苗体内或体外效价检测，抗生素残留量检测。

6．疫苗稳定性研究　是疫苗质量和安全性监管的重要组成部分，是产品质量标准制定的基础，可用于判断产品生产工艺、制剂处方、包装材料选择的合理性。为保证疫苗质量，需对疫苗生产中间产物、原液、成品及运输、储存直至效期末的、成品的全疫苗生命周期进行稳定性研究。研发阶段的稳定性研究可用于确定疫苗有效期和储存条件，并支持批准上市。在研究前期应对疫苗中间品、原液、成品等阶段各制剂处方组分的生物活性、理化性质、结构完整性进行监测；研究后期应开展与器皿封闭性、完整性相关的参数研究等（WHO，2016）。世界卫生组织于1989年8月首次颁布 *Stability of Vaccines*《疫苗稳定性》的文件（WHO/EPI/GEN）（WHO，1989），并于1998年7月进一步修订（WHO/GPV）（WHO，1998）。2006年颁布的 *Guidelines on Stability Evaluation of Vaccines*《疫苗稳定性评价指南》（WHO，2011）中提出需按照不同疫苗的特点设计稳定性研究参数；在疫苗研发、临床试验、上市后监测等不同阶段均需进行稳定性评价；提出应重视稳定性研究设计、选择适当统计方法，并进行合理的数据分析。《中国药典（2015年版）·三部》新增的人用疫苗总论中（中国药典委员会，2015），首次对疫苗稳定性评价进行了规定，并对疫苗贮存和运输提出了要求。国家药品监督管理局的药品审评中心2015年颁布了《生物制品稳定性研究技术指导原则（试行）》，对生物制品的原液、成品或中间产物等的稳定性研究设计、结果的分析等进行了明确规范。

疫苗对不良环境（尤其是极端温度）的敏感性根据疫苗成分而有所不同（WHO，2015）。尽管许多疫苗的推荐的储存条件已经有了详细说明，疫苗生产商仍有责任在疫苗批准前后研发提供数据，用以证明在保质期内储存条件下疫苗的稳定性。一般来说，这些研究应该提供超出设定保质期的数据，用于支持临床用新产品的研发、作为目前上市产品的常规支持，有助于延长疫苗有效期或支持其配送条件。加速热稳定性研究能够更好地分析温度对疫苗的影响。生产商被要求要让包装产品在其控制下以适当条件保存，从而确保产品的特性、强度、质量以及纯度不受影响。

目前，只有少数疫苗被美国联邦法规要求要有特定的运输温度。尽管大多数疫苗生产商在短暂的运输期间（通常是 24 ～ 72 小时）使用隔热容器和其他预防措施，但还是有可能发生偶然的、难以预料的温度偏移，这可能对运输的产品产生不利影响。在接受任何经过运输的疫苗之前，用户都应寻找不当运输条件的证据，包括运输超时和可能的不利环境温度条件。

疫苗剂量和免疫程序的研究，应依据动物实验中不同接种剂量、不同剂次的疫苗的抗体阳性率、应答水平等免疫原性指标，结合疫苗目标人群感染前后、一般健康人群的抗体阳性率和水平等流行病学资料，综合拟定疫苗申报临床的剂量和程序。

（二）疫苗的药理和毒理学研究

疫苗药理主要指疫苗的作用机制和免疫原性，应建立适当的试验方法评价疫苗的免疫原性。如果有动物模型或可建立动物模型，可以采用动物模型直接评价疫苗的免疫原性。对一些有动物模型的感染性疾病，可以采用病原体的攻击实验评价该疫苗的保护效果。若无法建立动物模型，应建立能验证该疫苗有效性的体外实验进行评价。应考察接种的剂量与免疫原性的关系，通过实验优化免疫程序和接种途径。

疫苗的动物长期毒性实验及毒理学实验应选用相关种属或品系的动物进行。实验内容主要包括重复给药毒性实验、急性毒性实验、局部刺激性实验等，必要时还应包括生殖毒性实验。接种剂量原则上应使疫苗在动物体内达到最佳的免疫应答。疫苗的动物长期毒性实验不需要每日给药，接种次数建议至少比临床拟定的接种次数多 1 次，一般采取 2 ～ 3 周的暴露间隔。实验应考察接种部位和全身的病理反应，应尽可能进行疫苗的免疫原性实验，包括血清中和抗体效价或其他与免疫应答有关的研究，重点考察疫苗诱导的免疫毒性作用。需关注对疫苗诱导的保护性细胞因子和与毒性有关的炎症因子的检测和分析。对于减毒活疫苗，应建立敏感的动物模型用于考察减毒活疫苗的生物分布，测定接种疫苗后的病毒血症（或菌血症）持续时间、排出病毒（菌）方式和途径，对呈现体内复制的器官进行组织病理学研究。

预防用 DNA 疫苗的药理学实验主要包括对发生作用的原理、生物效价与剂量的关系、免疫程序和接种途径与效果的关系等的研究（国家药品监督管理局药品审评中心，2008）。毒理学实验方面主要考虑接种部位的病理反应，如由于抗原在机体内长期表达可能诱发机体的免疫耐受或产生自身免疫反应，应对抗原在机体中的表达持续时间进行动力学分析；对于可能诱导机体产生的抗核抗体反应，应建立检测抗核抗体的方法，并对机体产生该类抗体的情况进行分析；对基因整合的可能性进行分析，应建立检测基因整合的方法，对重组 DNA 在接种部位组织及其他组织、器官的分布进行检测分析，尤其注意它在生殖腺中是否有分布和整合；可以采用细胞或裸鼠实验的方法进行致瘤性分析等。药代动力学研究主要包括重组 DNA 的分布、持续时间等的研究。

二、疫苗临床试验

国家食品药品监督管理局 2004 年出台的《疫苗临床试验技术指导原则》要求，疫苗临床试验的全过程应严格按照 GCP 进行。GCP 是有关临床试验的方案设计、组织实施、分析总结等全过程的基本要求，宗旨是保护受试者的权益并保障其安全，保证药品临床试验的过程规范可信、结果科学可靠，其一般原则也适用于疫苗。但疫苗因具有其内在和应用特殊性，如来源于活生物体、组成复杂、用于健康人群且以儿童为主要接种对象，因此在安全性和有效性方面有其特殊的要求，需要有特殊的检测方法，以保证其批次间质量的稳定和一致性。

（一）疫苗临床分期及各阶段目标

人体临床试验分为 4 期：即 I 期、II 期、III 期和IV期。I 期重点观察安全性，观察对象通常为健康、免疫功能正常的成人。若疫苗接种对象为儿童或其他特殊人群，通常应在健康成人进行 I 期试验之后，再在小规模目标人群中接种；用于婴幼儿的疫苗在进行人体安全性评价时，应按先成人、后儿童、最后婴幼儿的顺序（各 20 ~ 30 人）分步进行。当有动物模型可以评价免疫原性（效力）时，在临床试验开始前应提供在动物模型上的研究数据。如果没有适宜的动物模型，用替代方法和（或）体外实验获得的相关数据也可作为支持临床试验计划的依据。Ⅱ期试验目的是为证明疫苗在目标人群中的免疫原性和安全性，最低样本量为300例。应严格设计、适当实施和分析以从中得出支持大范围Ⅲ期效力试验将采用的适宜剂量的证据。Ⅲ期试验是为全面评价疫苗的保护效果和安全性而设计的大规模临床试验，最低试验例数应不低于500例。Ⅳ期临床试验是疫苗注册上市后，对疫苗实际应用人群的安全性、有效性以及疫苗质量的综合评价，目的是发现不良反应并监控有效性/效力。

（二）疫苗临床实验考虑因素

疫苗临床试验需考虑临床试验设计、统计学及伦理学因素。

1．临床试验设计　试验的科学完整性和试验数据的可信性主要取决于试验设计（International Council for Harmonization，1996）。试验设计需考虑的因素应当包括受试人群数量要求；试验期间要测量的主要终点和次要终点；待实施试验的类型（如双盲、安慰剂对照平行设计）、程度及步骤；试验用疫苗的剂量、剂量方案、给药途径；临床试验的预期持续时间；全部试验周期，包括随访的次序和期限；停止个别受试者、部分试验和全部试验的"停止规则"或"终止标准"。试验设计中还需考虑安全性、免疫原性、疫苗效力、群体保护效果等结果的判定方法，诊断方法的验证，病例检测和确定，不良事件监测和报告。

2．统计学　当研究目的是提供结论性意见，如在Ⅱ期试验中确定Ⅲ期试验的合适使用剂量时，必须进行严格的设计和统计学分析。如在Ⅲ期临床中应设立随机对照和盲法程序，同时应说明主要和次要研究目的。

ICH M4E（R2）中关于通过诱导特异性免疫应答起效的生物制品药物有效性分析的部分，要求提供支持剂量选择、给药方案和最终产品剂型的免疫应答数据；同时，应简要介绍所使用的分析方法，总结灵敏度、特异度、可靠性、效能等分析方法性能的相关信息。针对酶联免疫（ELISA法或体外中和实验等不同类型的抗体分析方法），总结抗体应答发生率、滴度、应答起始和持续时间数据。应总结抗体形成与基础疾病、合并药物、剂量、疗程、给药方案和剂型的关系。

ICH M4S（R2）指导原则中对于生物制品药物安全性分析，要求评估非临床试验、临床试验所用样品，以及拟上市产品之间的可比性；对于生物样品分析方法，应讨论分析方法的检出限和定量限，还应讨论分析方法验证数据和生物样品的稳定性。

3. 伦理学　任何研究均应由独立的伦理委员会审查获得许可，并与国家 GCP 标准一致。

（三）临床桥接试验

临床桥接试验是用以支持生产工艺变更、产品组成改变、新的免疫剂量、途径或程序的比较研究，一般应为随机对照。这类研究应能对相关免疫学指标进行比较，并可评价一般不良事件；当改变较大时，如新联合疫苗中抗原组成改变，还需要有其他安全性比较研究的数据以支持这种改变。

三、疫苗注册申请需要提交的资料

为减少人用药品注册申请资料编纂所需的时间和资源，也有助于电子注册文件的准备，ICH 在多学科指导原则（multidisciplinary guidelines）M4（R4）中明确统一了注册申请过程中需要提交给监管机构的通用技术文件（common technical document，CTD）的项目和组织架构（International Council for Harmonization，1996）。申报资料由应包括 5 个模块的内容（表 2-1）。指导原则特别说明，每种活性药物成分应提交一份文件；对于提供复溶稀释剂的药品，应有单独文件提供相关信息。

表2-1　疫苗注册申请需要提交资料的组织架构

模块名称	模块内容
行政管理信息文件	1. 模块 1 目录；2. 申请表、处方信息等
通用技术文档总结	1. 模块 2 目录；2. CTD 前言；3. 质量综述；4. 非临床综述；5. 临床综述；6. 非临床文字总结和列表总结（包括药理学、药代动力学、毒理学）；7. 临床总结（包括生物药剂学研究及相关分析方法、临床药理学研究、临床有效性、临床安全性、参考文献及单项研究摘要）
质量	1. 模块 3 目录；2. 主体数据；3. 参考文献
非临床试验报告	1. 模块 4 目录；2. 试验报告；3. 参考文献
临床研究报告	1. 模块 5 目录；2. 所有临床研究列表；3. 临床研究报告；4. 参考文献

第二节　已经注册上市的疫苗及未来上市的疫苗

一、现状及需求

自 20 世纪开始，人类通过大规模人群接种疫苗的方式来抵抗传染性疾病，到如今，已经消灭了天花，有效控制了脊髓灰质炎、百日咳、麻疹、结核病、狂犬病、流行性乙型脑炎、甲型肝炎、乙型肝炎等疾病。1977 年确诊最后一例天花病例后，自然感染天花在世界范围内消失（WHO，1979）；脊髓灰质炎病例因疫苗接种减少了 99%，全球每年死亡人数减少近 300 万，75 万名儿童因接种疫苗免于残疾（Garon et al.，2015；Jorba et al.，2017）。

免疫接种能够挽救无数生命，是公认最成功和最具成本效益的卫生干预措施之一。2011 年 WHO 提出《全球疫苗行动计划》（GVAP），该计划的目标为力争到 2020 年实现全世界人群不再罹患可由疫苗提供免疫保护的疾病（WHO，2014）。为了实现该目标，全球所有国家，以及全球免疫伙伴——WHO、全球疫苗免疫联盟（The Global Alliance for Vaccines and Immunisation）、比尔及梅琳达·盖茨基金会、联合国儿童基金会等机构都在共同努力，最大限度地降低由疫苗可预防疾病引起的疾病负担。然而，到 2017 年，全球仍有 1 900 多万儿童因未接种疫苗或疫苗接种不足而面临罹患致命疾病的严重风险。持续的大规模城市化和人员流动、人口增长、地区冲突以及自然灾害和环境破坏也给全球免疫进程带来重大挑战（WHO，2018）。同时，在不同国家间、同一国家经济发展不平衡的各地区间，以及教育水平不相同家庭间也存在疫苗普及不均衡的问题。

我国拥有超过 14 亿人口，2016—2018 年每年出生人口约 1 700 万。改革开放 40 年，也是计划免疫政策实施 40 年以来，疫苗接种作为防控传染病最经济、最有效的手段，为国民健康和经济发展做出了重大贡献。国家儿童免疫规划疫苗从 4 种（卡介苗、脊髓灰质炎减毒活疫苗、百白破三联疫苗、麻疹）扩大到 11 种（表 2-2）。目前，已经建立覆盖国家、省、市、县的四级免疫规划监测管理体系和县、乡、村的三级预防接种服务网络，传染病发病率得到有效控制。继 1961 年天花在我国被消灭（梁永宣，2012）后，1994 年以来脊髓灰质炎未出现新增病例，2000 年后我国无本土感染的脊髓灰质炎病例（Yan et al.，2014）。2006 年后，我国无白喉病例报告（Li et al.，2017）。到 2014 年，我国 5 岁以下儿童乙型肝炎表面抗原携带率由 1992 年的 9.67% 降至 0.32%（王富珍 等，2017）。2000—2017 年，百日咳报告病例由 1973 年的 220 余万例大幅下降至 1 万例左右（Xu et al.，2014；中国疾病预防控制中心，2014）。

表2-2 中国儿童免疫规划疫苗及免疫程序（中国疫病预防控制中心，2018）

名称	接种年龄（月/年）													
	0月	1月龄	2月龄	3月龄	4月龄	5月龄	6月龄	8月龄	9月龄	18月龄	2岁	3岁	4岁	6岁
乙型肝炎疫苗	1	2					3							
卡介苗	1													
灭活脊髓灰质炎疫苗			1											
减毒脊髓灰质炎疫苗				1	2								3	
百白破联合疫苗				1	2	3				4				
麻疹风疹联合疫苗								1						
麻疹风疹腮腺炎联合疫苗										1				
乙型脑炎减毒活疫苗								1						
乙型脑炎灭活疫苗								1		2				
A群流行性脑脊髓膜炎疫苗							1		2	3				
AC群流行性脑脊髓膜炎疫苗												1		
甲型肝炎减毒活疫苗										1				
甲型肝炎灭活疫苗										1	2			1
白破疫苗														

注：1. 选择乙脑减毒活疫苗和灭活疫苗接种时，分别采用2剂次和4剂次接种程序。
 2. 选择甲肝减毒活疫苗或灭活疫苗接种时，分别采用1剂次和2剂次接种程序。
 3. 表中数字是指注射的是第几剂。

中国食品药品检定研究院（以下简称中检院）数据表明，自2010年以来，我国疫苗年批签发量约为5亿支/瓶/盒，国产疫苗品种基本覆盖发达国家疫苗上市品种。2018年第一类疫苗和第二类疫苗签发量和所占比例分别为3.06亿人份（67.94%）和1.45亿人份（32.06%）（图2-1，图2-2）。第一类疫苗即国家免疫规划疫苗，由国家免费提供并强制接种，目前已全部实现国产化，其中约80%由中国生物技术股份有限公司旗下六大所（北京天坛生物制品股份有限公司、长春生物制品研究所有限责任公司、成都生物制品研究所有限责任公司、兰州生物制品研究所有限责任公司、上海生物制品研究所有限责任公司和武汉生物制品研究所有限责任公司）及昆明所（中国医学科学院医学生物研究所）提供上市。因此，国产疫苗为上市疫苗主体，支撑我国传染病预防控制工作和国家免疫规划实施。第二类疫苗的供应由市场需求主导，包括白喉破伤风联合疫苗（白破二联疫苗）、水痘减毒活疫苗、流感疫苗、肠道病毒 71 型（EV71）疫苗、狂犬病疫苗、b 型流感嗜血杆菌结合疫苗等 28 个品种（图 2-2）。我国第二类疫苗在易感人群中接种率低于发达国家，如与欧美国家 20% ~ 30% 及加拿大约 45% 的接种水平相比，我国流感疫苗的接种率不足 2%；肺炎疫苗、轮状病毒疫苗等第二类疫苗的接种率也偏低。

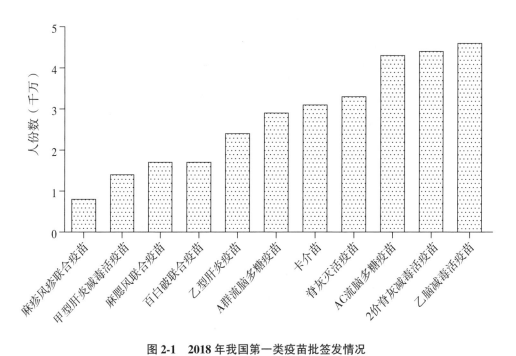

图 2-1　2018 年我国第一类疫苗批签发情况

以上数据可通过中国食品药品检定研究院查询，网址 http://www.nifdc.org.cn/nifdc/

我国进口疫苗有 12 个品种，其中 HPV 疫苗、5 价轮状病毒疫苗、百白破 IPV 和 Hib 联合疫苗及 13 价肺炎球菌多糖结合疫苗尚无国内同类产品上市（表 2-3）。2012—2017 年进口疫苗量均仅占上市疫苗的 5% 或以下，2018 年 2 价、4 价、9 价 HPV 疫苗在国内上市，使进口疫苗所占比例增加至 5.55%（表 2-4）。

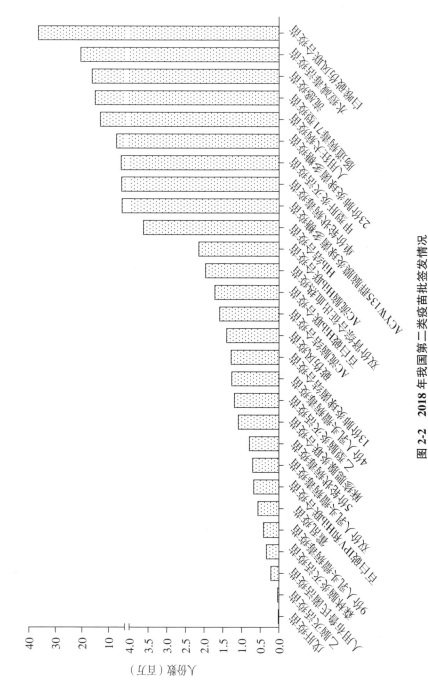

图 2-2　2018 年我国第二类疫苗批签发情况

以上数据可通过中国食品药品检定研究院查询，网址 http://www.nifdc.org.cn/nifdc/

表2-3　2018年进口的有药品注册证/医药产品注册证的疫苗品种以及国内同品种疫苗的生产情况

疫苗品种	可生产此疫苗的境外企业名称	进口疫苗量		可生产此疫苗的境内企业（家）	国产疫苗量	
		签发数（批）	签发量（支/瓶）		签发数（批）	签发量（支/瓶）
23 价肺炎球菌多糖疫苗	默沙东	5	967 906	2	42	5 619 058
甲型肝炎灭活疫苗		6	998 510	2	61	8 732 098
4 价人乳头瘤病毒疫苗		19	3 800 273	0	0	0
9 价人乳头瘤病毒疫苗		11	1 216 102	0	0	0
口服 5 价重配轮状病毒减毒活疫苗		6	456 478	0	0	0
重组乙型肝炎疫苗	葛兰素史克	8	2 079 460	2	164	25 158 039
双价人乳头瘤病毒疫苗		9	2 112 000	0	0	0
吸附无细胞百白破灭活脊髓灰质炎和 b 型流感嗜血杆菌（结合）联合疫苗	赛诺菲巴斯德	29	2 029 835	0	0	0
脊髓灰质炎灭活疫苗		41	10 516 674	2	210	22 494 633
b 型流感嗜血杆菌结合疫苗		35	2 938 364	4	65	7 167 314
流感病毒裂解疫苗	国光生物	5	384 850	7	59	10 294 014
13 价肺炎球菌结合疫苗	辉瑞爱尔兰公司	18	3 847 534	0	0	0
	合计	175	28 587 829	—	593	78 424 581

以上数据可通过中国食品药品检定研究院查询，网址 http://www.nifdc.org.cn/nifdc/

表2-4　2012—2018年中国疫苗批签发情况

年度	品种（种）	签发数（批）	签发量（亿支/瓶/盒）	进口疫苗占比（%）
2012	56	4 891	7.50	5.01
2013	55	5 125	7.45	4.43
2014	53	4 159	6.46	5.03
2015	51	4 090	5.76	3.31
2016	52	3 903	5.54	3.04
2017	50	4 347	5.62	3.30
2018	51	4 197	5.15	5.55

以上数据可通过中国食品药品检定研究院查询，网址 http://www.nifdc.org.cn/nifdc/

中国疫苗的创新研发目前处在"加速跑"的阶段，有的项目和成果已经在国际上处于领先地位，例如戊型肝炎疫苗、肠道病毒71型手足口病疫苗、H7N9禽流感疫苗、埃博拉病毒疫苗、H1N1甲型流感疫苗和轮状病毒疫苗等。

中检院分别于2010年和2014年通过WHO疫苗国家监管体系评估，在此基础上，我国疫苗生产企业也具备了申请WHO疫苗预认证的资质。2013年成都生物制品研究所生产的乙型脑炎减毒活疫苗通过WHO预认证，2015年华兰生物疫苗有限公司的流感疫苗通过WHO预认证，2017年北京北生研生物制品有限公司的口服Ⅰ型Ⅲ型脊髓灰质炎减毒活疫苗（bOPV）和北京科兴生物制品有限公司的甲肝疫苗也相继通过了WHO预认证。这标志着相应国产疫苗的质量已经达到国际标准，并将为发展中国家儿童预防传染病做出贡献。

二、已上市疫苗

通过疫苗接种来抵御疾病已经有很长的历史，疫苗对人类健康的贡献甚至超过抗生素的贡献。接种疫苗作为预防疾病的重要手段，相对于患病后治疗具有更好的社会和经济效益。18世纪的天花疫苗、19世纪的狂犬病活疫苗，伤寒灭活疫苗、霍乱灭活疫苗、鼠疫灭活疫苗的研发和使用促进了疫苗学基本概念的形成。20世纪上半叶，黄热减毒活疫苗、流感疫苗、斑疹伤寒灭活疫苗等在军队中大规模使用；同时，科学家还发明了白喉及破伤风类毒素疫苗。20世纪下叶，随着病毒能够通过细胞静置培养传代，以对脊髓灰质炎疫苗的研究为标志，疫苗研究的黄金时代开启了。全球上市疫苗共有约50种，我国上市的疫苗基本覆盖全球所有上市疫苗品种，包括《中国药典》收载的20种细菌类疫苗、25种病毒类疫苗，和13种《中国药典》尚未收载的疫苗。

（一）细菌类疫苗

细菌类疫苗按照组成成分可分为亚单位疫苗、结合疫苗、全菌体减毒活疫苗、全菌体灭活疫苗。其中，亚单位疫苗包括伤寒、脑膜炎、肺炎多糖疫苗，白喉及破伤风类毒素疫苗，霍乱B亚单位疫苗；结合疫苗有Hib、肺炎球菌结合疫苗；减毒活疫苗包括鼠疫、布鲁氏菌病、炭疽减毒活疫苗，卡介苗；灭活疫苗包括霍乱、百日咳、钩端螺旋体全菌体灭活疫苗；另外，还有百日咳抗原共纯化疫苗。

细菌组分复杂，刺激机体产生中和抗体的机制尚不明确，针对疫苗组成成分及保护机制的差异，分别以多糖含量或抗体水平作为效力检测指标，检测方法也分为体内法和体外法。对于多糖及结合疫苗，效力检测指标为多糖含量及多糖分子量，通过体外试验，如 ELISA 或琼脂糖凝胶的火箭免疫电泳，以标准品或参考品值做工作曲线评价供试疫苗体外效力；对于类毒素亚单位疫苗、全菌体灭活疫苗及减毒活疫苗，采用体内试验，以供试品疫苗及标准品分别免疫小鼠后攻毒，以标准品效价为标准，双平行线法计算供试品效价。卡介苗效价通过体内法免疫豚鼠，检测 Ⅳ 型变态反应。

《中国药典》收载的 20 种细菌疫苗分别为伤寒 Vi 多糖疫苗、重组 B 亚单位 / 菌体霍乱疫苗（肠溶胶囊）、A 群脑膜炎球菌多糖疫苗、A 群 C 群脑膜炎球菌多糖疫苗、A 群 C 群脑膜炎球菌多糖结合疫苗、ACYW135 群脑膜炎球菌多糖疫苗、b 型流感嗜血杆菌结合疫苗、吸附白喉疫苗、吸附白喉疫苗（成人及青少年用）、吸附破伤风疫苗、吸附白喉破伤风联合疫苗、吸附白喉破伤风联合疫苗（成人及青少年用）、吸附百日咳白喉联合疫苗、吸附百白破联合疫苗、吸附无细胞百白破联合疫苗、皮上划痕用鼠疫活疫苗、皮上划痕人用炭疽活疫苗、皮上划痕人用布鲁氏菌活疫苗、皮内注射用卡介苗、钩端螺旋体疫苗。在我国上市的各种细菌类疫苗的类型及接种人群见表 2-5。

表2-5　我国注册上市细菌类疫苗类型、剂次和适用人群

疫苗名称	疫苗类型	剂次	适用人群
伤寒 Vi 多糖疫苗	多糖疫苗	1	成人
重组 B 亚单位 / 菌体霍乱疫苗	亚单位疫苗	3	2 岁以上人群
A 群脑膜炎球菌多糖疫苗	多糖疫苗	2	6 月龄至 15 周岁人群
A 群 C 群脑膜炎球菌多糖疫苗	多糖疫苗	1	2 岁以上人群
A 群 C 群脑膜炎球菌多糖结合疫苗	多糖 - 蛋白疫苗	3	3 月龄以上人群
ACYW135 群脑膜炎球菌多糖疫苗	多糖疫苗	1	2 岁以上人群
b 型流感嗜血杆菌结合疫苗	多糖 - 蛋白疫苗	1	2 月龄至 5 周岁儿童
AC 群脑膜炎球菌（结合）b 型流感嗜血杆菌（结合）联合疫苗[*]	多糖 - 蛋白疫苗	3	2 月龄至 5 周岁儿童
吸附白喉类毒素疫苗	类毒素疫苗	3	6 月龄至 12 岁人群
减量白喉疫苗	类毒素疫苗	1	12 岁以上人群
吸附破伤风疫苗	类毒素疫苗	3	创伤机会较多的人群
吸附白喉破伤风联合疫苗	类毒素疫苗	1	12 岁以下儿童
减量白喉及破伤风联合疫苗	类毒素疫苗	1	12 岁以上人群

续表

疫苗名称	疫苗类型	剂次	适用人群
吸附百日咳白喉联合疫苗	减毒活疫苗	1	3 月龄至 6 岁儿童
吸附百白破联合疫苗	灭活 - 类毒素疫苗	3	3 月龄至 6 岁儿童
吸附无细胞百白破联合疫苗	组分 - 类毒素疫苗	3	3 月龄至 6 岁儿童
无细胞百白破 b 型流感嗜血杆菌联合疫苗[†]	组分 - 多糖结合疫苗	3	3 月龄及以上的婴幼儿
吸附无细胞百白破灭活脊髓灰质炎和 b 型流感嗜血杆菌（结合）联合疫苗[*]	组分 - 灭活 - 多糖结合疫苗	1	2 月龄及以上的婴幼儿
皮内注射用卡介苗	减毒活疫苗	1	3 月龄内婴儿或结核菌素试验阴性儿童
13 价肺炎球菌多糖结合疫苗[*]	多糖 - 蛋白疫苗	4	6 月龄至 5 岁儿童
23 价肺炎球菌多糖疫苗[*]	多糖疫苗	1	大于 50 岁成人，或大于 2 岁易感者
皮上划痕人用布鲁氏菌活疫苗	减毒活疫苗	1	进入疫区的易感人群
皮上划痕用鼠疫活疫苗	减毒活疫苗	1	进入疫区的易感人群
皮上划痕人用炭疽活疫苗	减毒活疫苗	1	进入疫区的易感人群
钩端螺旋体疫苗	灭活疫苗	3	流行地区 7 ～ 60 岁人群

注：[*] 为 4 种《中国药典》尚未收录的细菌类疫苗。

[†] 已收录在 2020 年版的《中国药典》中。

以上数据可通过中国食品药品检定研究院查询，网址 http://www.nifdc.org.cn/nifdc/

（二）病毒类疫苗

病毒类疫苗按组成及工艺，分为减毒活疫苗、灭活疫苗、基因工程疫苗。我国上市的减毒活疫苗包括乙型脑炎疫苗、流感疫苗、麻疹疫苗、腮腺炎疫苗、风疹疫苗、水痘疫苗、OPV、轮状病毒疫苗（2 个价次）、甲型肝炎疫苗（2 种细胞基质）、麻腮风联合疫苗、麻疹腮腺炎联合疫苗、麻疹风疹联合疫苗，共 15 种（包括单苗、联苗及不同细胞基质疫苗）；灭活疫苗包括乙型脑炎疫苗、森林脑炎疫苗、出血热疫苗、狂犬病疫苗、IPV、流感疫苗、EV71 疫苗（2 种细胞基质）、甲型肝炎疫苗等，共 9 种；基因工程疫苗包括乙型肝炎疫苗（酿酒酵母、CHO 细胞、汉逊酵母）、戊型肝炎疫苗、HPV 疫苗（3 个价次）等，共 7 种（表 2-6）。

病毒类减毒活疫苗一般采用活病毒滴度测定法确定疫苗效力。灭活疫苗采用体内免疫采血，通过蚀斑减少中和试验（乙型脑炎疫苗、出血热疫苗）检测抗体，或进行免疫后攻毒保护实验（森林脑炎疫苗）。EV71、IPV 灭活疫苗采用体外抗原检测方法确定疫苗效力。流感全病毒灭活疫苗及裂解疫苗采用单向免疫扩散试验检测流感病毒血凝素含量，从而评价疫苗效力。

表2-6　我国注册上市的病毒类疫苗

疫苗名称	疫苗类型	剂次	适用人群
乙型脑炎减毒活疫苗	减毒	2	8月龄以上儿童、进入疫区的易感者
冻干乙型脑炎灭活疫苗（Vero细胞）	灭活	2	6月龄至10岁儿童、进入疫区的易感者
森林脑炎灭活疫苗	灭活	2	8岁以上进入疫区的易感者
双价肾综合征出血热灭活疫苗（Vero细胞、地鼠肾细胞）	灭活	2	16～60岁进入疫区的易感者
冻干人用狂犬病疫苗（Vero细胞、人二倍体细胞、地鼠肾细胞、鸡胚细胞）	灭活	4～5	暴露后人群
冻干甲型肝炎减毒活疫苗	减毒	1	1.5岁以上易感者
甲型肝炎灭活疫苗（人二倍体细胞）	灭活	2	1岁以上易感者
重组乙型肝炎疫苗（酿酒酵母、CHO细胞、汉逊酵母）	基因工程	3	新生儿及其他易感者
甲型乙型肝炎联合疫苗	灭活/基因工程	3	1岁以上易感者
重组戊型肝炎疫苗（大肠埃希菌）	基因工程	3	16岁及以上人群
麻疹减毒活疫苗	减毒	—	8月龄以上易感者
腮腺炎减毒活疫苗	减毒	—	8月龄以上易感者
风疹减毒活疫苗（人二倍体细胞）	减毒	—	8月龄以上易感者
水痘减毒活疫苗	减毒	—	12月龄以上易感者
麻疹腮腺炎联合减毒活疫苗	减毒	—	8月龄以上易感者
麻疹风疹联合减毒活疫苗	减毒	—	8月龄以上易感者
麻风腮联合减毒活疫苗	减毒	—	8月龄以上易感者
流感全病毒灭活疫苗	灭活	1	12岁以上儿童
流感病毒裂解疫苗	灭活（裂解）	1/2	易感人群
流感病毒亚单位疫苗	灭活（亚单位）	1	60岁以上老年人
口服Ⅰ型Ⅲ型脊髓灰质炎减毒活疫苗	减毒	3	2月龄以上儿童
Salk株脊髓灰质炎灭活疫苗*	灭活	3	2月龄以上婴幼儿
Sabin株脊髓灰质炎灭活疫苗*	灭活	3	2月龄以上婴幼儿
双价人乳头瘤病毒吸附疫苗*	基因工程	3	9～45岁人群

续表

疫苗名称	疫苗类型	剂次	适用人群
4 价人乳头瘤病毒疫苗 *	基因工程	3	9 ～ 45 岁人群
9 价人乳头瘤病毒疫苗 *	基因工程	3	16 ～ 26 岁人群
肠道病毒 71 型灭活疫苗（Vero 细胞、人二倍体细胞）*	灭活	3	6 月龄至 5 岁儿童
口服轮状病毒活疫苗	减毒	1	6 ～ 32 周婴儿
5 价口服轮状病毒减毒活疫苗 *	减毒	3	6 ～ 32 周婴儿
黄热减毒活疫苗 *	减毒	1	进入疫区易感者
登革热减毒活疫苗 *	减毒	1	进入疫区易感者

注：* 为 10 种尚未纳入中国药典的疫苗品种

以上数据可通过中国食品药品检定研究院查询，网址 http://www.nifdc.org.cn/nifdc/

（三）我国国内尚未使用的疫苗品种

我国国内尚未使用的疫苗品种见表 2-7。

表2-7　国内尚未使用的疫苗品种

商品名	疫苗通用名	适用人群	剂次	基础免疫 / 加强免疫情况
无	4 型 7 型腺病毒口服活疫苗	17 ～ 50 岁军人	1	4 型、7 型各 1 片，吞服
Vaxchora	霍乱减毒活疫苗	进入疫区的易感人群	1	口服，1 次
Pediarix	吸附无细胞百白破乙肝及灭活脊髓灰质炎五联疫苗	6 月龄至 6 岁人群	3	2、4、6 月龄各 1 剂
KINRIX	吸附无细胞百白破及灭活脊髓灰质炎四联疫苗	4 ～ 6 岁人群	3	作为百白破及脊髓灰质炎的第 5 剂，前三剂为 Pediarix，第 4 剂为 INFANRIX
Quadracel	吸附无细胞百白破及灭活脊髓灰质炎四联疫苗	4 ～ 6 岁人群	3	作为百白破及脊髓灰质炎的第 4 剂或第 5 剂
PedvaxHIB	Hib 结合疫苗（结合乙脑蛋白）	2 月龄以上人群	5	2 ～ 14 月龄使用第 1 剂，第 2 剂间隔 2 个月；若 12 个月内完成 2 剂免疫，则 12 ～ 15 月龄内加强免疫
HEPLISAV-B	CpG 佐剂乙肝疫苗	18 岁以上人群	2	间隔 1 个月

续表

商品名	疫苗通用名	适用人群	剂次	基础免疫 / 加强免疫
FLUAD	佐剂流感疫苗	65 岁以上人群	1	1 剂
FluMist	流感减毒活疫苗	2 ～ 49 岁人群	1 ～ 2	鼻内喷雾；2 ～ 8 岁，使用 1 或 2 剂，若使用 2 剂，间隔 1 个月；9 ～ 49 岁，使用 1 剂
ProQuad	麻风腮及水痘减毒活疫苗	12 月龄至 12 岁人群	2	首剂在 12 ～ 15 月龄，第 2 剂在 4 ～ 6 岁使用
Menveo	ACYW 脑膜炎球菌疫苗寡糖白喉毒素 CRM197 结合疫苗	2 月龄至 55 岁人群	1 ～ 4	若首剂在 2 月龄使用，则共用 4 剂，2、4、6、12 月龄各 1 剂；若首剂在 7 ～ 23 月龄使用，则共用 2 剂，间隔至少 3 个月；若首剂在 2 ～ 5 岁使用，则共用 2 剂，间隔 2 个月；若在 11 ～ 55 岁使用，则为单剂免疫
Menactra	ACYW 脑膜炎球菌疫苗多糖白喉毒素结合疫苗	9 月龄至 55 岁人群	1 ～ 2	若在 9 ～ 23 月龄使用，使用 2 剂，间隔 3 个月；若在 2 ～ 55 岁使用，为单剂免疫；对于 15 ～ 55 岁人群，建议在首次免疫 4 年后加强免疫 1 剂
BEXSERO	B 群脑膜炎疫苗	10 ～ 25 岁人群	2	2 剂，至少间隔 1 个月
Prevnar 13	13 价肺炎白喉 CRM197 结合疫苗	6 月龄至 18 岁人群	1 ～ 4	若首剂在婴儿期使用，则共用 4 剂，2、4、6、12 ～ 15 月龄各 1 剂；若首剂在 7 ～ 11 月龄使用，则共用 3 剂；若首剂在 1 ～ 2 岁使用，则共用 2 剂；若在大于 2 岁时使用，则为单剂免疫
ACAM2000	天花减毒活疫苗		1	皮上划痕用，免疫失败后加强免疫，相关实验室工作人员需每隔 3 年加强免疫 1 次
Vivotif	口服伤寒 Ty21a 减毒活疫苗	6 岁以上人群	4	胶囊，4 粒，分别于 1、3、5、7 天吞服
Zostavax	带状疱疹减毒活疫苗	50 岁以上人群	1	1 剂
SHINGRIX	重组带状疱疹佐剂疫苗	50 岁以上人群	1	1 剂

以上数据可通过中国食品药品检定研究院查询，网址 http://www.nifdc.org.cn/nifdc/

三、研发中的疫苗

基于全球对疫苗接种日益增加的需求，以及政府及国际机构的支持和推动，对于传统疫苗品种的工艺改进及新疫苗的研发也在积极进行中。WHO 列举了 22 种在研疫苗（表 2-8）（WHO，2019），包含针对美洲锥虫、钩虫、血吸虫、疟原虫、利什曼原虫的寄生虫类疫苗；针对空肠弯曲菌、产肠毒素大肠杆菌、B 型链球菌、非伤寒沙门氏菌、副伤寒杆菌、志贺菌、金黄色葡萄球菌（金葡萄）、肺炎链球菌、脓链球菌、结核分枝杆菌的细菌类疫苗；以及针对基孔肯雅病毒、单纯疱疹病毒、人体免疫缺陷病毒 -1、尼帕病毒、呼吸道合胞病毒、流感病毒和诺加病毒等的病毒类疫苗。

表2-8　全球范围内在研疫苗

编号	疫苗可预防的感染	英文
1	空肠弯曲菌	*Campylobacter jejuni*
2	美洲锥虫	Trypanosoma americanum
3	基孔肯雅病毒	Chikungunya virus
4	产肠毒素大肠杆菌	*Enterotoxigenic Escherichia coli*
5	B 型链球菌	*Group B Streptococcus*（GBS）
6	单纯疱疹病毒	Herpes simplex virus
7	人体免疫缺陷病毒 -1	Human immunodeficiency virus-1
8	钩虫	Hookworm
9	利什曼原虫	Leishmania spp.
10	疟原虫	Plasmodium
11	尼帕病毒	Nipah virus
12	非伤寒沙门氏菌	*Nontyphoidal Salmonella*
13	诺如病毒	Noro virus
14	副伤寒杆菌	Paratyphosus bacillus
15	呼吸道合胞病毒	Respiratory syncytial virus（RSV）
16	血吸虫	Schistosome
17	志贺菌	*Shigella*
18	金黄色葡萄球菌	*Staphylococcus aureus*
19	肺炎链球菌	*Streptococcus pneumoniae*
20	脓链球菌	*Streptococcus pyrogenes*
21	结核分枝杆菌	*Mycobacterium tuberculosis*
22	流感病毒（通用）	Influenza virus

（一）寄生虫疫苗

蠕虫及单细胞真核生物（原虫）导致的寄生虫病对热带地区发展中国家造成的疾病负担远远超过腹泻、下呼吸道感染或获得性免疫缺陷综合征（Torgerson et al.，2010；Sattabongkot et al，2018）。寄生虫病预防治疗药物效果不明显，因此疫苗成为重要的替代干预措施。由于缺乏适当的病原体实验室培养技术，很难得到足够量的病原体样本用以制备减毒或灭活疫苗；虽然寄生虫基因组测序（Young et al.，2015；Tuju et al.，2017；Avramenko et al.，2019）和转录组研究（Xu et al.，2013）已取得进展，但缺乏能够同时表达数百种适当折叠抗原的表达系统（Hotez，2006）及适当的疫苗评价用实验动物模型（Sujoy et al.，2011；Zamanian et al.，2011）。因此，寄生虫疫苗研发工作进展缓慢。

蠕虫抗原免疫接种不能诱导针对复杂多细胞病原体的无虫免疫，其目标是使体内虫体载量下降到发病阈值以下，因此接种疫苗的目的是预防疾病，而不是预防感染（罗凤基 等，2017）。如抗钩虫免疫是通过阻断钩虫产生的毒力因子的作用，来减少失血；血吸虫疫苗可通过阻断雌虫产卵，来阻碍形成虫卵肉芽肿。

目前研究取得阶段性进展的原虫疫苗为疟疾疫苗。有研究认为，高效疟疾疫苗需要在不同阶段有明确的抗原。针对子孢子时间的疫苗旨在产生中和子孢子的免疫反应，防止其入侵肝或在肝细胞中发育成熟；针对裂殖子时期的候选疫苗，通过限制裂殖子在血液循环的红细胞中的指数级增长来预防疾病；针对性繁殖阶段的疫苗不能预防疾病，但可防止疟疾的进一步传播。目前，葛兰素史克基于环子孢子（circumsporozoite，CS）蛋白的疫苗已经完成Ⅲ期临床试验，于2015年获得欧洲药品监管部门的批准。2018年4月24日，WHO批准将该疫苗应用于加纳、肯尼亚和马拉维的5～17岁人群，WHO将对疫苗的有效性、安全性指标做出评估。

（二）细菌疫苗

细菌类疫苗目前研发较多的为新型结核病疫苗、百日咳疫苗，以及肺炎、流行性脑膜炎的结合疫苗。

卡介苗（BCG）是目前唯一可用的上市的结核病疫苗，自1921年开始使用，是全球使用时间最长的疫苗。其生产是让BCG疫苗株在液体培养基中生长适当时间后收获，再经过滤、匀化、稀释、冻干等步骤制备而成（罗凤基 等，2017）。卡介苗对儿童脑膜炎和播散性结核等重症结核病有显著保护效果（Trunz et al.，2006），对成人结核病的保护效果尚需要规范的临床验证。卡介苗存在远期保护效果不佳及对已感染结核杆菌者无效的缺陷，WHO 估计 2016 年有 1 040 万人罹患活动性结核病，170 万人因此死亡，结核分枝杆菌感染仍然是世界上死亡率最高的传染病之一（WHO，2018）。WHO 提出到 2035 年终结结核病的宏伟目标，实现此目标除需严格管理监控婴儿出生时或出生后立即接种卡介苗的关键环节（WHO，2018），还需要研制新型的结核病疫苗。目前国际上进入临床研究的结核病疫苗涉及细菌减毒活疫苗、细菌与病毒活载体疫苗、重组蛋白佐剂疫苗、灭活疫苗等十几种，用途分别为替代卡介苗的初次免疫（初免）疫苗，加强卡介苗远期保护效果的初免 - 加强疫苗及预防结核潜伏感染者发病的疫苗。目前初免疫苗方面尚未获得能替代卡介苗效果的临床验证。

　　百日咳疫苗的发明显著地减少了百日咳鲍特菌（*Bordetella pertussis*，以下简称百日咳杆菌）引起的婴儿死亡（Martinón et al.，2018；Melvin et al.，2014）。20 世纪 50 年代的百日咳疫苗由灭活百日咳杆菌的混悬液制成，称为全细胞百日咳疫苗（whole-cell pertussis vaccine，wP）（罗凤基 等，2017）。之后对其少数不良反应的关注催生了更安全的无细胞百日咳疫苗（acellular pertussis vaccine，aP）的研发。20 世纪 80 年代，日本首先采用蔗糖密度梯度离心工艺研制了共纯化 aP（Sato et al.，1984），随后欧美国家使用柱层析工艺分离纯化生产组分 aP。尽管百日咳疫苗全球接种率达到 85%，有的国家甚至达到 99% 以上，但自 20 世纪 90 年代以来，一些发达国家仍陆续出现了百日咳流行，且发病率和局部暴发病例呈大幅上升趋势。有研究认为，aP 不能提供长时间的保护是百日咳流行的原因之一。研究发现，aP 产生的免疫力与 wP 相比会迅速衰减，且免疫记忆应答低。aP 主要诱导体液免疫为主的 Th2 型免疫，而 wP 主要诱导细胞免疫为主的 Th1 型免疫（Alvarez et al.，2013；Yılmaz Ç et al.，2016）。自 aP 使用以来，研究者发现了毒性或传染性更强的百日咳杆菌黏附蛋白缺失或百日咳毒素启动子区域发生等位基因变异等的适应株（Zeddeman et al.，2014；Bart et al.，2015；Williams et al.，2016；Safarchi et al.，2015，2016）。为应对百日咳的流行形势，需要加快研制新型百日咳疫苗，以提供更为全面、高效持久的保护。

　　肺炎链球菌疾病是在全球范围内导致发病及死亡的常见原因。肺炎链球菌共有 40 个血清群，90 多个血清型（Johnson et al.，2010）。肺炎链球菌引发的菌血症和脑脊髓膜炎可危及生命，也可引发肺炎、鼻窦炎、中耳炎等非侵袭性疾病。5 岁以下儿童及老年人是肺炎链球菌疾病的高发人群。目前上市的肺炎球菌疫苗分为多糖疫苗和结合疫苗，多糖疫苗可诱导 B 细胞免疫应答，不能诱导 T 细胞免疫应答和免疫记忆；结合疫苗通过激活 T 细胞和 B 细胞，可在婴幼儿中诱导免疫应答和免疫记忆。我国目前上市的主流肺炎球菌疫苗为默沙东生产的 23 价肺炎球菌多糖疫苗（PPV23）和辉瑞制药有限公司生产的 13 价肺炎球菌结合疫苗 Prevnar 13（PCV13）。由于结合疫苗有较好的免疫应答，并可诱导免疫记忆，国内企业的研究重点为肺炎球菌结合疫苗。疫苗的保护作用很大程度上局限于特定血清型致病菌，其效果会因非疫苗所覆盖血清型致病菌携带的更替以及致病菌血清型致病能力与种类的变化而减弱。因此相关疫苗研究都致力于覆盖更多血清型的结合疫苗，然而，将很多血清型的多糖联合形成一种结合疫苗存在较多的工艺技术难题。因此，需开展充分的流行病学研究，根据对致病血清型相对重要性及不同血清型交叉保护特性的了解设计各种候选结合疫苗。目前，美国 CDC 推荐 65 岁以上老年人先接种 1 剂 13 价肺炎球菌结合疫苗，1 年后接种 23 价肺炎球菌多糖疫苗，之后不再加强免疫（National Center for Immunization and Respiratory Diseases，2019）。

脑膜炎奈瑟菌感染病例的病死率在如今可使用有效抗生素的情况下仍然高达 10%～15%（Thompson et al.，2006）。与肺炎球菌疫苗类似，非结合的脑膜炎球菌的荚膜多糖疫苗不能激发 T 细胞免疫应答，对婴幼儿的免疫原性极差，并且重复接种不能引起免疫增强作用，而结合疫苗可激发机体产生免疫记忆（Borrow et al.，2003；Vu et al.，2006）。与多糖疫苗相比，结合疫苗能够诱导出相等或更高的中和抗体，并且，重复接种结合疫苗可加强抗体应答。此外，结合疫苗可通过降低鼻咽部致病菌携带来诱发群体保护作用，而相应的多糖疫苗对于致病菌携带的影响较小，且会引发对后续接种的低应答。

2018 年，WHO 批准了印度海德拉巴市 Bharat Bioech 公司生产的伤寒结合疫苗 Typbar TCV，临床试验结果表明，该疫苗有良好的安全性，可用于 6 月龄的婴儿，注射 1 剂该疫苗可得到 87% 的保护率（Jin et al.，2017）。

（三）病毒疫苗

人乳头瘤病毒（HPV）是一种无包膜的双链 DNA 病毒，目前已经鉴别出超过 150 种型别，包括约 12 种有致癌性的高危型病毒，其中 HPV16 和 HPV18 为最主要的高危型别（Bosch et al.，2002；Gillison et al.，2008）；也包括可导致肛门、生殖器肿瘤和口腔癌（Parkin et al.，2006）的病毒基因型；HPV6、HPV11 等低危型主要导致尖锐湿疣等疾病。WHO 2018 年统计数据表明，世界上每年宫颈癌新发病例约 57 万，死亡病例约 31 万（UNIATF，2016）；我国每年新发病例约 10.6 万，死亡病例 4.8 万（Zhang et al.，2016）。分子流行病学和病毒致癌性研究表明，至少有 13 种高危型及 5 种疑似高危型 HPV 与宫颈癌等癌症的发生相关。HPV 结构蛋白 L1 可在体外自组装成病毒样颗粒（VLP），它具有良好的免疫原性，然而不同基因型 HPV VLP 诱导的免疫保护无法实现有效的跨型别保护。混合多种型别 HPV VLP 的疫苗是扩大保护范围的主要手段。已上市的 HPV 疫苗包括葛兰素史克的 2 价 HPV 疫苗和默沙东的 4 价 HPV 及 9 价 HPV 疫苗。国内也陆续有 2 价 HPV、4 价 HPV、9 价 HPV 和 11 价 HPV 疫苗进入临床研究阶段或批准上市。其中 9 价 HPV 疫苗可以预防 7 种高危型和 2 种低危型 HPV 的感染和大约 90% 的宫颈癌。

随着疫苗的推广应用，疫苗所预防的相应型别病毒感染所占比例将逐渐减少，而未被覆盖型别病毒的流行及对人类健康的威胁将逐渐增大。然而，在 9 价 HPV 疫苗基础上进一步增加 VLP 型别对于疫苗工艺存在很大的挑战性。为研制新一代宫颈癌疫苗，厦门大学分析了 20 种型别的 HPV 主要结构蛋白的进化关系及晶体结构保守性（Li et al.，2018），利用基于结构信息的同源替换方法，在一种经过分子改造的 HPV58/33/52 三型别嵌合型 VLP 上，实现了各型别 HPV 抗原性和免疫原性的平衡（compromise），并在非人灵长类动物体内诱导出与 3 倍剂量的野生型混合 VLP 相当的交叉免疫保护抗体滴度。晶体结构和冷冻电镜研究结果揭示了上述嵌合型 VLP 产生交叉保护的结构基础。该研究还成功地设计出另外 4 种嵌合型 VLP（HPV16/31/35、HPV56/66/53、HPV39/68/70 和 HPV18/45/59），验证了这种分子设计策略的通用性，从而为研制 7 种嵌合型 VLP、预防 20 种型别 HPV 感染的新一代 HPV 疫苗开辟了新途径。

四、疫苗发展趋势

扩大免疫规划（expanded program immunization，EPI）是全球卫生工作的重要组成部分。其总体目标是提供有效和高质量的免疫服务，扩大免疫覆盖率，将更多的疫苗用于免疫接种。为实现这一目标，除开发各种新型疫苗外，佐剂的研究、多价疫苗和联合疫苗的研究，以及疫苗稳定性的研究均可加强疫苗的免疫效果和提高疫苗的可及性。

（一）新型佐剂的开发和应用

佐剂是加入到疫苗抗原中可以增强、调节抗原免疫原性的物质。研究表明，佐剂可以发挥的作用包括在初免人群中诱导较强的初次免疫应答，有效降低诱导保护性免疫需要的免疫原剂量，延长免疫应答持续时间，增强特异性免疫应答，刺激产生更广的交叉保护。目前上市疫苗中使用的佐剂包括铝盐佐剂、含鲨烯成分的水包油乳剂、单磷酰脂（MPL）、病毒体及 CpG。

以氢氧化铝为代表的铝盐佐剂已有近 90 年的临床应用历史，同类佐剂还包括磷酸铝佐剂和通过原位沉淀制备的氢氧化铝佐剂，广泛用于白喉疫苗、破伤风疫苗、百白破联合疫苗、b 型流感嗜血杆菌疫苗、肺炎球菌结合疫苗、甲型肝炎灭活疫苗、戊型肝炎疫苗、森林脑炎疫苗、双价肾综合征出血热疫苗、肠道病毒 71 型灭活疫苗、4 价及 9 价 HPV 疫苗等。对于铝佐剂增强免疫应答的机制尚没有明确的认识，目前普遍被接受的假说包括仓储机制、促进抗原提呈机制，以及通过固有免疫受体直接刺激免疫系统的机制。

脂多糖（lipopolysaccharide，LPS）是革兰氏阴性菌外膜主要成分，是免疫系统主要的刺激剂。Toll 样受体（Toll like receptor，TLR）家族的发现及其与免疫应答之间关系的研究，促进了脂多糖及其衍生物作为佐剂的应用和开发。1996 年，学者首次报道了果蝇体内 TLR 家族与抗真菌功能的关系；1 年后，实验证明了 TLR4 与启动适应性免疫应答之间的关系。TLR4 是 LPS 敏感受体的发现促进了对 TLR 激动剂分子作用机制的理解。研究表明，去除 LPS 核心的碳水化合物后，LPS 形成脂质 A，可以降低其致热源性而不降低其免疫刺激活性。有研究证实，将 LPS 依次进行酸、碱水解可以获得毒性明显降低的分子。通过弱酸水解，去除明尼苏达沙门氏菌 RC595 的脂质 A 还原性末端葡萄糖胺的磷酸盐，得到比脂质 A 毒性明显低的单磷酰脂 A 分子（monophosphoryl lipid A，MPLA），将 MPLA 进一步用弱碱水解处理后，MPLA 的 3′ 脱酰基成为目前在佐剂中常用的 MPL。

皂苷是从多种植物中提取的包含复合糖骨架的三萜类分子，应用最广的是从南美洲石碱木中提取的皂甙 Quil-A，它首先作为兽用疫苗佐剂使用。在此基础上，为减少其毒性，研究者从皂苷混合物中提取出低毒性并保留佐剂活性的单一成分 QS-21，但 QS-21 稳定性较差，通过与含有胆固醇的脂质体结合可增加稳定性。

AS01、AS02、AS04 和 AS15 是由葛兰素史克研制的，将 MPL 与 QS-21 或铝通过不同配伍及制剂配方制成的系列佐剂。2009 年，含有 MPL 和铝的 AS04 成为第一个被美国 FDA 批准在 2 价 HPV 疫苗中使用的新佐剂。2017 年 10 月，以 AS01 为佐剂的基因重组带状疱疹疫苗 Shingrix 在美国获批生产，AS01 为 MPL 及 QS-21 的配伍制剂。临床研究结果表明，与默克集团研发的带状疱疹减毒活疫苗 Zostavax 相比，Shingrix 具有更优异的免疫保护效果（70% vs 97%）。新型佐剂的应用使得单一抗原成分的基因工程疫苗的免疫效果甚至优于减毒活疫苗，这一例子说明佐剂在疫苗发挥有效免疫中的重要作用以及新型佐剂研发的重要性。

哺乳动物细胞可以将细菌 DNA 识别为病原相关分子模式（pathogen-associated molecule pattern，PAMP），并通过与 TLR9 的相互作用在固有免疫系统中起到强有力的免疫激活作用。细菌 DNA 片段和合成的含有非甲基化 CpG 基序（CpG ODN）的单链寡脱氧核糖核苷酸也被证明是很强的佐剂。然而，体内磷酸二酯键的不稳定性导致 DNA 寡核苷酸快速降解，但研究者已发现用硫代硫酸酯键替换 CpG ODN 中不稳定的酯键可以稳定寡核苷酸并显著提高其活性。研究结果表明，发挥诱导免疫增强效果的 CpG ODN 的特定序列、TLR9 受体的分布及活化免疫系统的通路均存在种属特异性。CpG7909 是应用最广的疫苗佐剂序列，有研究将其单独或与铝佐剂混合应用于疟疾疫苗、肺炎疫苗、乙型肝炎疫苗。以 CpG7909 为佐剂的乙型肝炎疫苗可在 HIV 感染者体内快速诱导持续的血清保护。2017 年上市的 CpG1080 佐剂乙型肝炎疫苗 HEPLISAV-B® 仅需 2 剂免疫程序，但与已上市乙型肝炎疫苗 Engerix-B® 相比可以诱导更快、更强更持久的血清保护。

合理的佐剂研发过程应包括临床前毒理学评价，佐剂作用方式研究、佐剂受体细胞及活性种属特异性评价、临床试验及上市后监测等环节。对于制剂配方优化的研究，需通过工艺开发、工艺耐用性及可重复性实验，有效评价佐剂特性，从而推测不同制剂配方的理化参数及其与抗原之间的相互作用对免疫应答的影响。只有进行抗原与佐剂的组合优化，佐剂才能在疫苗免疫中发挥应有的作用。

（二）多价疫苗和联合疫苗

预防和根除传染性疾病是免疫接种的最终和直接目标，实现这些目标的核心是实现疫苗的高覆盖率。安全有效的儿童疫苗不断增多，造成巨大的经济和物流成本上升；通过开发联合疫苗简化免疫程序和减少注射针次，可以节省家长的护理成本，提高儿童免疫的依从性，并尽量减少不良反应和疫苗漏种，减少过多疫苗带来的运输、处理、储存及相应的管理成本，从而帮助克服扩大免疫覆盖面临的一些关键挑战。

为满足在出生后接种 1 剂即可预防多种疾病的需求，联合疫苗成为疫苗发展的重要方向。联合疫苗不但可减少注射针次、提高接种率，且操作方便，目前已在全球 100 多个国家使用。联合疫苗包括两大类：多联疫苗和多价疫苗。

多联疫苗由多种病原的抗原组成，可预防多种疾病，传统的联合疫苗包括百白破三联疫苗和麻风腮三联疫苗。赛诺菲巴斯德开发的百白破脊髓灰质炎及 b 型流感嗜血杆菌五联苗，将能预防 5 种疾病的接种次数由 12 次减少至 4 次。近年来，多联疫苗替代单苗的趋势势不可当，三联 AC 流脑 Hib 联合疫苗对单苗 AC 结合疫苗和 Hib 疫苗的替代效应已经逐渐显现。三联疫苗预防疾病的效果和同时接种 AC 结合疫苗和 Hib 疫苗相同，且接种次数明显减少；前者只需接种 4 次，后者总共需要接种 8 次，且接种费用差别不大。2017 年 Hib 疫苗批签发量 1 145 万支，相比 2010 年的 2 360 万支，下降约 33.2%。赛诺菲与默沙东开发的全液体、即用型的 6 价疫苗 Vaxelis 于 2016 年 5 月在欧洲获得批准；2018 年 12 月，Vaxelis 获 FDA 批准上市。该疫苗用于 6 周龄至 4 岁的婴幼儿，预防白喉、破伤风、百日咳、脊髓灰质炎、乙型肝炎以及由 b 型流感嗜血杆菌引起的侵袭性疾病。它采用 3 针免疫程序，分别在 2、4、6 个月龄时进行肌内注射，剂量为 0.5 ml。

多价疫苗是包含同一种细菌或病毒的不同亚型或血清型的疫苗，免疫规划中的多价疫苗为Ⅰ、Ⅱ、Ⅲ型脊髓灰质炎疫苗。在一支疫苗中包含交叉保护性较差的多种抗原是疫苗研发的趋势。2000 年辉瑞公司将 7 种血清型的肺炎链球菌多糖与白喉类毒素（CRM 197）结合，得到用于预防婴幼儿肺炎链球菌感染的 7 价肺炎球菌结合疫苗 PREVNAR 7。与未结合的 23 价肺炎球菌多糖疫苗相比，该疫苗能产生更强、更持久的免疫应答。该疫苗将美国儿童侵袭性肺炎链球菌病（invasive pneumococcal disease，IPD）发病率降低了 70% 以上。然而，PREVNAR 7 的使用无意中导致了 19A 等新的肺炎链球菌血清型的抬头。随着不同肺炎链球菌血清型在发展中国家的流行，2010 年，包含更多血清型的 13 价肺炎结合疫苗 PREVNAR 13 应运而生。然而，与此同时，增加的研发成本也限制了该疫苗在发展中国家的推广使用。从近几年陆续上市的 2 价 HPV、4 价 HPV、9 价 HPV 疫苗的销售趋势也可看出，多价疫苗有着更大的市场需求。另一种较常用的多价疫苗为流感疫苗。流感是一种高度流行的传染性疾病，每年有 5% ~ 10% 的成人和 20% ~ 30% 的儿童感染，导致约 25 万人死亡。传统的流感疫苗多以鸡胚为基质生产，需要几个月并消耗数亿个鸡蛋才能提供足够的疫苗。该过程阻碍了用于人道主义的援助所需的数百万疫苗的生产。虽然已经开发了基于细胞基质的流感疫苗（flucelvax），但因于多价疫苗研发的复杂性及流感病毒的高度变异性，目前的流感疫苗最多只对 4 种不同的毒株提供保护。因此，寻找广谱抗原，使之能够刺激机体产生针对各型流感病毒的广谱抗体成为流感疫苗研究的方向之一。

（三）疫苗的稳定性及冷链运输和储存

疫苗稳定性是指疫苗在效期内保持理化、微生物和生物学特性的能力。根据疫苗组成成分的生物学活性及理化性质的不同，疫苗的稳定性特点也存在很大差异。疫苗的效力随储存时间的延长及储存条件的变化而逐渐下降。适宜的温度条件是保证疫苗稳定性的关键要素，有效控制温度是保证疫苗效力的关键环节，疫苗从运输到使用前的每一个环节均需要保证温度在可接受的范围；否则，一旦接种到无效的疫苗，会使民众丧失对免疫接种的信心。

2 ～ 8℃ 的标准冷链条件在某些地区及疫苗运输过程中的某些环节面临严重挑战，短期脱冷链的情况时有发生，震动全国的"山东疫苗事件"和"山西疫苗事件"也说明疫苗脱冷链研究具有现实和理论意义。为解决疫苗分发中存在的困难、提高疫苗接种的保护效果，并确保在世界范围内所有国家或特定地区内 EPI 得以实施，2012 年 WHO 就疫苗稳定评估和监管方案进行了磋商，在"controlled temperature chain"（CTC，受控温度链）计划中发布了在 CTC 下疫苗稳定性评价的科学性和法规考虑要点；2013 年 6 月经第二次磋商 WHO 进一步制定了扩大的受控温度条件（extended controlled temperature conditions，ECTC）指导原则，要求对疫苗短期暴露于超出冷链温度范围的耐受性进行评价。在上述指导原则中，WHO 建议通过研究疫苗对于超出标准冷链温度的耐受性，来证明疫苗在一定受控温度下仍可保证其临床有效性，从而扩大疫苗可使用的受控温度范围，从一定程度上缓解疫苗有可能遭受的脱冷链的挑战。

指导原则要求获准 CTC 条件下使用的疫苗各项质控指标仍符合标准规定。对应用于 CTC 的特定疫苗，需要提供 40℃ 以上的稳定性数据。2011 年的一项研究表明，与标准冷链条件下的疫苗相比，暴露在 47.1℃ 下 86.9 小时的口服脊髓灰质炎疫苗的效力仍在可接受范围内（Zipursky et al.，2011）。2012 年 10 月，研究者在贝宁的巴尼夸拉地区开展了 14.7 万余人参与的 A 群脑膜炎球菌结合疫苗（MenAfriVac）CTC 条件下接种的可行性研究（Zipursky et al.，2014）。结果表明，将该疫苗在不高于 40℃ 条件下存放不超过 4 天后免疫接种，其免疫效果可以达到要求，该项研究首次获得 CTC 可行性和可接受性的评估报告。CTC 的使用有效地降低了传统冷链运输中使用冰排带来的困难，使疫苗的接种率和覆盖率得到提高。为了有效推进 CTC 的实施，WHO CTC 工作组计划于 2017—2020 年间完成 4 价 HPV 疫苗、口服霍乱疫苗、破伤风类毒素疫苗、乙型肝炎疫苗的 CTC 认证和实施。其中默克公司的 4 价 HPV 疫苗（Gardasil®4）已于 2016 年 7 月获得 WHO 许可。它在说明书中标明，可在冰箱外、于 25℃ 以下保存 72 小时。9 价 HPV 疫苗在 0 ～ 2℃ 或 8 ～ 25℃ 的条件下保存时间不应超过 72 小时。在新加坡注册上市的葛兰素史克生产的乙型肝炎疫苗 Engerix™-B 以及在古巴注册上市的 Heberbiovac HB 乙型肝炎疫苗均注明，标准储存条件为 2 ～ 8℃；但在超出建议温度时，如在 37℃ 放置 1 个月或在 45℃ 稳定放置 1 周，仍可安全使用。

疫苗在成品运输过程中遭遇过低的环境温度或放置冰排不当，会使疫苗冻结，从而对疫苗质量产生一定程度的影响。2006 年 WHO 颁布了有关疫苗温度敏感性的文件，明确指出需关注冻结对疫苗质量的影响，特别是疫苗免疫特性的损害，如效力降低等。有研究表明，发达国家与发展中国家疫苗低温脱冷链的发生率无显著差别，在贮存过程中的低温脱冷链发生率分别为 33% 和 37%，运输过程中分别为 38% 和 19%（Hanson et al.，2017）。WHO 在 2006 年的指南文件中总结出 12 种冻结敏感性疫苗：破伤风白喉疫苗（单价及联合疫苗）、乙型肝炎疫苗、百日咳疫苗、脊髓灰质炎灭活疫苗、肺炎球菌多糖疫苗、肺炎球菌结合疫苗、甲型肝炎灭活疫苗、伤寒灭活疫苗和霍乱灭活疫苗冻结后可影响疫苗质量；流感和水痘减毒活疫苗可冷冻保存，但溶解后不能重新冻结。

疫苗稳定性研究是保证疫苗安全有效的基础。我国疫苗产能居世界首位，疫苗质量达到国际水平，且近年来有多种新型疫苗成功上市，但关于疫苗稳定性研究的报道较少。应迫切开展疫苗稳定性相关研究工作。对已上市的疫苗制品，需考虑在保证冷链储运的前提下进行有效的稳定性监测，按照 WHO 指南及《中国药典》相关要求，开展热稳定性及低温脱冷链研究，从而保证 EPI 的实施。

CTC 和 ECTC 的提出使一部分疫苗摆脱了冷链限制，扩大了疫苗覆盖范围，使免疫策略更加多样化，节约了疫苗储存运输的成本，降低了疫苗在储存运输过程中被意外冷冻的风险，促进了免疫供应链的整合。从 MenAfriVac 获批成为世界上第一个能在 CTC 条件下使用的疫苗以来，目前已有超过 400 万人在 CTC 条件下接种了该疫苗（截至 2016 年 7 月），使 A 群脑膜炎奈瑟球菌在撒哈拉以南地区得到了良好的控制。WHO 研究人员使用数学模型预估了在大规模预防接种活动中、在 CTC 条件下使用 MenAfriVac 的经济效益，结果表明与在传统冷链下使用相比，在 CTC 条件下使用的相关物流成本降低了 50%。随着 ECTC 法规进一步推广和普及，越来越多的国家、居民及疫苗生产商从中受益。因此，疫苗生产商应对其生产的疫苗进行更多热稳定性试验，获得足够实验数据以支持相关疫苗通过 WHO 和国家监管机构的资格认证，从而获得在 CTC 条件下的使用资格。这样不仅可降低疫苗储存、运输成本，减少不必要的浪费，还能进一步扩大疫苗覆盖范围，为更多人提供免疫保护。

（四）克服疫苗犹豫，创造疫苗需求

2019 年初，WHO 公布全球"十大健康威胁"，其中疫苗犹豫位列第 8 位，被认为是威胁人类健康的全球性公共卫生问题之一。疫苗犹豫指尽管有疫苗可用，但推迟或拒绝接种疫苗。随着疫苗接种率的降低，当初被控制的疾病有可能死灰复燃，将会逆转疫苗在应对传染性疾病方面已经取得的进展。

长期实践经验证明，免疫是成本效益很高的公共卫生干预措施之一。自 2010 年以来，113 个国家推出了这些新疫苗，2 000 多万儿童接种了疫苗。然而，近几年暴发的一些传染病也清楚地说明了这些艰难获得的健康收益也非常容易被破坏（Cacciatore et al.，2015；Lo et al.，2017；Platt et al.，2017；Elidio et al.，2019）。全国范围内的免疫覆盖率低，导致了麻疹和白喉的再流行，造成许多死亡病例。WHO 的《全球疫苗行动计划》（GVAP）制定了雄心勃勃的目标，然而就目前局势预测，在该计划截止的 2020 年结束时，消灭野生型脊髓灰质炎病毒，消除麻疹、风疹及产妇和新生儿破伤风等诸多目标都不能实现。持续的大规模城市化和移徙、人口增长、地区冲突以及自然灾害和环境破坏也给国家免疫规划带来重大挑战。为了应付这些挑战，全球利益共同体必须设法在保持其难以取得的成果的同时，力求做更多的努力，从而确保人人享有免疫福利，包括基础卫生条件欠缺的边远地区的居民、流离失所者以及受自然灾害和地区冲突影响的人。实现全球一体化将是实现以上目标的核心，伙伴关系是全球疫苗行动计划成功的关键。通过一体化合作免疫战略，可以促进实现多种可持续发展目标。各国将成为未来免疫战略的核心。所有国家都需要将疫苗免疫系统作为其卫生系统的核心，所有公民都需要将免疫视为一项基本人权，只有这样才能实现各国、各地区及全世界范围的健康、安全和繁荣。

（梁争论　吴　星）

参考文献

国家食品药品监督管理总局药品审评中心（2008）．预防用 DNA 疫苗临床前研究技术指导原则．http://www.cde.org.cn/zdyz.do?method=largePage&id=42．引用时间 2020-01-20．

国家食品药品监督总局（2008）．预防用疫苗临床前研究技术指导原则．http：//samr.cfda.gov.cn/WS01/CL1616/83430.html．引用时间 2020-01-20．

国家药典委员会（2015）．中华人民共和国药典：2015 年版．三部．（10 版）中国医药科技出版社．

梁永宣（2012）．中国医学史．北京：人民卫生出版社，139-140．

罗凤基，杨晓明，王军志，等（2017）．疫苗学（第 6 版）．北京：人民卫生出版社．

王富珍，张国民（2017）．1992 和 2014 年中国不同流行地区 1 ～ 29 岁人群乙型肝炎血清流行病学调查结果对比分析．中华预防医学杂志，51（6）：462-468．

中国疾病预防控制中心（2014）. 法定传染病报告. http：//www.chinacdc.cn/tjsj_6693/fdcrbbg/.
　　引用时间 2020-01-20.

中国疾病预防控制中心（2018）. 国家免疫规划疫苗儿童免疫程序说明. http：//nip.chinacdc.cn/
　　zstd/mycx/201807/t20180731_189375.htm. 引用时间 2020-01-20.

中华人民共和国卫生部（2010）. 药品生产质量管理规范（2010 年修订）（卫生部令第 79 号）.

Alvarez HJ，Erben E，Lamberti Y，et al（2013）. Bordetella pertussis iron regulated proteins as
　　potential vaccine components. Vaccine，31（35）：3543-3548.

Avramenko RW，Redman EM，Melville L，et al（2019）. Deep amplicon sequencing as a
　　powerful new tool to screen for sequence polymorphisms associated with anthelmintic resistance
　　in parasitic nematode populations. Int J Parasitol，49（1）：13-26.

Bart MJ，Van Der Heide HG，Zeddeman A，et al（2015）. Complete genome sequences of 11
　　Bordetella pertussis strains representing the pandemic ptxP3 lineage. Genome Announc，3（6）：
　　e1394-e1395.

Borrow R，Goldblatt D，Finn A，et al（2003）. Immunogenicity of，and immunologic memory
　　to，a reduced primary schedule of meningococcal Ctetanus toxid conjugate vaccine in infants in
　　the United kingdom. Infect Immun，71：5549-5555.

Bosch FX，Lorincz A，Munoz N，et al（2002）. The causal relation human papillomavirus and
　　cervical cancer. J Clin Pathol，55：244-265.

Cacciatore MA，Nowak G，Evans NJ（2016）. Exploring the impact of the US measles outbreak
　　on parental awareness of and support for vaccination. Health Aff（Millwood），35（2）：334-
　　340.

Centers for Disease Control and Prevention（2016）. Adult Immunization Schedule.https：//www.
　　cdc.gov/vaccines/schedules/hcp/imz/adult.html#note-pneumo. Accessed date 2020-01-20.

Elidio GA，França GVA，Pacheco FC，et al（2019）. Measles outbreak：preliminary report on
　　a case series of the first 8 070 suspected cases，Manaus，Amazonas state，Brazil，February to
　　November 2018. Euro Surveill，DOI：10.2807/1560-7917.ES.2019.24.2.1800663.

Garon JR，Cochi SL，Orenstein WA. The challenge of global poliomyelitis eradication. Infect Dis
　　Clin North Am，2015，29（4）：651-665.

Gillison ML，Chaturvedi AK，Lowy DR（2008）. HPV prophylactic vaccines and the potential
　　prevention of noncervical cancers in both men and women. Cancer 113（10 suppl）：3036-3046.

Hanson CM，George AM，Sawadogo A，et al（2017）. Is freezing in the vaccine cold chain an
　　ongoing issue a literature review. Vaccine，35（17）：2127-2133.

Hotez PJ（2006）. Reverse vaccinology for human parasitic infections and the role of innovative
　　developing countries. Parasite Immunol，28：242.

International Council for Harmonization（1996）. Guideline for Good Clinical Practice E6（R1）.
　　International Conference on Harmonisation Harmonised Tripartite Guideline. http：//www.ich.
　　org/fileadmin/Public_Web_Site/ICH_Products/Guidelines/Efficacy/E6_R1/Step4/E6_R1__Guideline.
　　pdf. Accessed date 2020-01-20.

International Council for Harmonization（1996）. Multidisciplinary Guidelines M4（R4）. International Conference on Harmonisation Harmonised Tripartite Guideline，https：//database. ich.org/sites/default/files/M4_R4__Guideline.pdf. Accessed date 2020-01-20.

Jin C，Gibani MM，Moore M，et al（2017）. Efficacy and immunogenicity of a Vi-tetanus toxoid conjugate vaccine in the prevention of typhoid fever using a controlled human infection model of Salmonella Typhi：a randomised controlled，phase 2b trial. Lancet，390（10111）：2472-2480.

Johnson HL，Deloria KM，Levine OS，et al（2010）. Systematic evaluation of serotypes causing invasive pneumococcal disease among children under five：the pneumococcal global serotype project. PLoS Med，7（10）：e1000348.

Jorba J，Diop OM，Iber J，et al（2017）. Update on vaccine-derived polioviruses-worldwide，January 2016-June 2017. Mmwr Morb Mortal Wkly Rep，3；66（43）：1185-1191.

Li YP，Li RC，Ye Q，et al（2017）. Safety，immunogenicity and persistence of immune response to the combined diphtheria，tetanus，acellular pertussis，poliovirus and Haemophilus influenzae type b conjugate vaccine（DTPa-IPV/Hib）administered in Chinese infants.Hum Vaccin Immunother，13（3）：588-598.

Li Z，Song S，He M，et al（2018）. Rational design of a triple-type human papillomavirus vaccine by compromising viral-type specificity. Nature Commun，9（1）：1-15.

Lo NC，Hotez PJ（2017）. Public health and economic consequences of vaccine hesitancy for measles in the United States. JAMA Pediatr，171（9）：887-892.

Martinón-Torres F，Heininger U，Thomson A，et al（2018）. Controlling pertussis：how can we do it? A focus on immunization. Expert Rev Vaccines，17（4）：289-297.

Melvin JA，Scheller EV，Miller JF，et al（2014）. Bordetella pertussis pathogenesis：current and future challenges. Nat Rev Microbiol，12（4）：274-288.

National Center for Immunization and Respiratory Diseases（2019）. Recommended Adult Immunization Schedule for ages 19 years or older，United States. https://www.cdc.gov/vaccines/schedules/downloads/adult/adult-combined-schedule.pdf. Accessed Date 2020-01-20.

Parkin DM，Bray F（2006）. Chapter 2：the burden of HPV-related cancers. Vaccine，24（suppl 3）：S11-S25.

Platt L，Thun M，Harriman K，et al（2017）. A population-based study of recurrent symptomatic bordetella pertussis infections in children in california，2010-2015. Clin Infect Dis，65（12）：2099-2104.

Safarchi A，Octavia S，Luu LD，et al（2016）. Better colonisation of newly emerged Bordetella pertussis in the co-infection mouse model study. Vaccine，34（34）：3967-3971.

Safarchi A，Octavia S，Luu LD，et al（2015）. Pertactin negative Bordetella pertussis demonstrates higher fitness under vaccine selection pressure in a mixed infection model. Vaccine，33（46）：6277-6281.

Sato Y，Kimura M，Fukumi H（1984）. Development of a pertussis component vaccine in Japan. Lancet，1（8369）：122-126.

Sattabongkot J，Suansomjit C，Nguitragool W，et al（2018）. Prevalence of asymptomatic Plasmodium infections with sub-microscopic parasite densities in the northwestern border of Thailand：a potential threat to malaria elimination. Malar，17：329.

Sujoy D，Benson GO，Li HL，et al（2011）. Intracellular targeting specificity of novel phthalocyanines assessed in a host-parasite model for developing potential photodynamic medicine. PLoS One，6（6）：e20786.

The United Nations Inter-Agency Task Force on the Prevention and Control of Noncommunicable Diseases（UNIATF）（2016）. UN Joint Global Programme on Cervical Cancer Prevention and Control. https://www.who.int/ncds/un-task-force/events/2019-awards/en/. Accessed date 2020-01-20.

Thompson MJ，Ninis N，Perera R，et al（2006）. Clinical recognition of meningococcal disease in children and adolescents. Lancet，367：397-403.

Torgerson PR，Devleesschauwer B，Praet NT，et al（2015）. World Health Organization estimates of the global and regional disease burden of 11 foodborne parasitic diseases，2010：a data synthesis. PLoS Med，12（12）：e1001920.

Trunz BB，Fine P，Dye C（2006）. Effect of BCG vaccination on childhood tuberculous meningitis and miliary tuberculosis worldwide：a meta-analysis and assessment of cost-effectiveness. Lancet，367（9517）：1173-1180.

Tuju J，Kamuyu G，Murungi LM，et al（2017）. Vaccine candidate discovery for the next generation of malaria vaccines. Immunology，152（2）：195-206.

Vu DM，de Boer AW，Danzig L，et al（2006）. Priming for immunologic memory in adults by meningococcal group C conjugate vaccine. Clin Vaccine Immunol，13：605-610.

Williams MM，Senen K，Weigand MR，et al（2016）. Bordetella pertussis strain lacking pertactin and pertussis toxin. Emerg Infect Dis，22（2）：319-322.

World Health Organization（1979）. Global Commission for the Certification of Smallpox Eradication. The Achievement of the Global Eradication of Smallpox. Geneva：WHO.

World Health Organization（2018）. Global Tuberculosis Report 2018. https://reliefweb.int/report/world/global-tuberculosis-report 2018. Accessed date 2020-01-20.

World Health Organization（2019）. Global Tuberculosis Report 2019. https：//www.who.int/tb/publications/global_report/en/. Accessed date 2020-01-20.

World Health Organization（2014）. Global Vaccine Action Plan. http://www.who.int/immunization/global_vaccine_action_plan/GVAP_doc_2011_2020/en/. Accessed date 2020-01-20.

World Health Organization（2018）. Global Vaccine Action Plan，SAGE issues its 2018 assessment report of the Global Vaccine Action Plan. https://www.who.int/immunization/global_vaccine_ _action_. plan/SAGE_ GVAP_ Assessment_ Report_ 2018_ EN.pdf. Accessed date 2020-01-20.

World Health Organization（2011）. Guidelines on Stability Evaluation of Vaccines. Geneva：World Health Organization.

World Health Organization（1989）. Stability of Vaccines, Geneva：WHO.

World Health Organization（2015）. The Vaccine Cold Chain, Geneva：WHO.

World Health Organization（1998）. Thermostability of Vaccines. Geneva：WHO.

World Health Organization（2018）. Tuberculosis Position Paper. http：//www.who.int/wer. Accessed date 2020-01-20.

World Health Organization（2006）. Temperature Sensitivity of Vaccines. Geneva：WHO.

World Health Organization（2016）. UN Joint Global Programme on Cervical Cancer Prevention and Control. https：//www.who.int/ncds/un-task-force/un-joint-action-cervical-cancer-leaflet.pdf. Accessed date 2020-01-20.

World Health Organization（2019）. Vaccines and Diseases. https：//www.who.int/immunization/diseases/en/. Accessed date 2020-01-20.

Xu MJ, Fu JH, Nisbet AJ, et al（2013）. Comparative profiling of microRNAs in male and female adults of Ascaris suum. Parasitol Res, 112（3）：1189-1195.

Xu YH, Wang LC, Xu J, et al（2014）. Seroprevalence of pertussis in China Need to improve vaccination strategies. Hum Vaccin Immunother, 10（1）：192-198.

Yılmaz Ç, Apak A, Özcengiz E, et al（2016）. Immunogenicity and protective efficacy of recombinant iron superoxide dismutase protein from Bordetella pertussis in mice models. Microbiol Immunol, 60（11）：717-724.

Yan DM, Zhang Y, Zhu SL, et al（2014）. Limited and localized outbreak of newly emergent type 2 vaccine-derived poliovirus in Sichuan, China. Clin Vaccine Immunol, 21（7）：1012-1018.

Young ND, Chan KG, Korhonen PK, et al（2015）. Exploring molecular variation in Schistosoma japonicum in China. Sci Rep, 1（5）：e17345.

Zamanian M, Kimber MJ, McVeigh P, et al（2011）. The repertoire of G protein-coupled receptors in the human parasite Schistosoma mansoni and the model organism Schmidtea mediterranea. BMC Genomics, 12：596.

Zeddeman A, van Gent M, Heuvelman CJ, et al（2014）. Investigations into the emergence of pertactin-deficient Bordetella pertussis isolates in six European countries, 1996 to 2012. Euro Surveill, 19（33）：e20881.

Zhang Q, Liu YJ, Hu SY, et al（2016）. Estimating long-term clinical effectiveness and cost-effectiveness of HPV 16/18 vaccine in China. BMC Cancer, 16（1）：848.

Zipursky S, Boualam L, Cheikh DO, et al（2011）. Assessing the potency of oral polio vaccine kept outside of the cold chain during a national immunization campaign in Chad. Vaccine, 29（34）：5652-5656.

Zipursky S, Djingarey MH, Lodjo J C, et al（2014）. Benefits of using vaccines out of the cold chain：delivering meningitis A vaccine in a controlled temperature chain during the mass immunization campaign in Benin. Vaccine, 32（13）：1431-1435.

第三章　预防接种的实施和管理

预防接种在控制传染病方面发挥了重要作用，是很多国家为控制传染病确定的公共卫生干预的主要手段，也是国家疾病控制规划的重要组成部分。实施预防接种服务，是各级卫生行政部门的重要日常工作内容之一。《中华人民共和国传染病防治法》明确了预防接种的法律地位，国务院颁布的《疫苗流通和预防接种管理条例》则对疫苗流通、疫苗接种、保障措施、预防接种异常反应的处理、监督管理、法律责任等进行了规定。2019 年颁布的《中华人民共和国疫苗管理法》对疫苗的研发、生产、流通和使用等环节都进行了更加严厉的法律约束。

预防接种服务实施需要根据疾病预防控制规划，按照国家和省级规定的免疫程序，由合格的接种单位和接种人员给适宜的接种对象进行接种疫苗，以提高人群免疫水平，达到预防和控制疫苗针对传染病发生和流行的目的。预防接种实施需要对接种的组织实施、监测评价、资料管理等进行管理，对疫苗的接种对象、剂量、间隔时间、接种途径、接种后副作用、免疫接种禁忌等进行规范。

一、预防接种的组织

我国预防接种由卫生行政部门组织实施，国家卫生健康委员会（卫健委）和相关部门负责预防接种政策和国家免疫规划程序的制定。中国疾病预防控制中心的职责主要是制定疫苗接种技术规范和疾病监测评价方案（中国疾病预防控制中心，2018）。省、市级疾病预防控制中心负责辖区内预防接种的实施和省级免疫规划政策的制定，对预防接种工作进行督导和考核，负责疫苗的分发和计划管理。县级及以上各级疾病预防控制机构（疾控机构）设立负责预防接种工作的业务部门，负责预防接种的健康教育、接种率监测、技术指导、疾病监测、接种信息管理及相关不良反应和疫情的调查。乡（镇）卫生院、社区卫生服务中心和城镇医疗卫生机构依据其职责设立预防接种科室。接种单位由县级卫生行政部门指定，并明确其责任区域或任务，在县区卫生行政部门的监管下实施预防接种工作。接种单位应具有医疗机构执业许可证件，具有符合疫苗储存、运输管理规范的冷藏设施、设备和冷藏保管制度。接种单位根据其职责、任务、服务人口、服务面积和地理条件等因素，配置一定的专业技术和接种人员。承担预防接种的人员应当具备执业医师、执业助理医师、护士或者乡村医生资格，并经过县级卫生行政部门组织的预防接种专业培训，考核合格后才能从事预防接种服务工作。

预防接种的疫苗包括国家免疫规划疫苗和非国家免疫规划疫苗。国家免疫规划疫苗包括儿童常规接种疫苗、重点人群接种疫苗、省级增加的国家免疫规划疫苗、应急接种或群体性预防接种疫苗。非国家免疫规划疫苗指公民自费选择接种的疫苗，根据国家制定的非国家免疫规划疫苗使用指导原则或国家、省级发布的接种非国家免疫规划疫苗建议信息或疫苗使用说明书接种。受种者或其监护人在知情同意的情况下，可以自愿自费选择非国家免疫规划疫苗。国家免疫规划疫苗由国家统一采购或省级自行采购，疾控机构逐级下达疫苗年度分发计划。乡（镇）卫生院、社区卫生服务中心和接种单位定期上报下一次疫苗领取计划；疾控机构根据下一级单位上报的疫苗领取计划，经审核后，及时下发疫苗。县级疾控机构在省级公共资源交易平台采购非国家免疫规划疫苗后，供应给本行政区域的接种单位。疾控机构、乡（镇）卫生院、社区卫生服务中心和接种单位都要保留所有疫苗的接收和分发信息，以及接种信息。

二、预防接种服务

接种服务可分为常规接种、群体性预防接种、应急接种等形式。常规接种是指接种单位按照国家免疫规划疫苗儿童免疫程序、疫苗使用指导原则、疫苗使用说明书，在相对固定的接种服务周期时间内，为接种对象提供的预防接种服务。群体性预防接种是指在特定范围和时间内，针对可能受某种传染病威胁的特定人群，有组织地集中实施的预防接种活动。在出现自然灾害、控制疫苗针对传染病流行等情况，开展应急接种、补充免疫或其他群体性预防接种时，按应急接种、补充免疫或群体性预防接种方案，在适宜的地点和时间，设立临时预防接种点，对目标人群开展预防接种服务。

县级卫生行政部门根据疾病预防控制机构提出的建议，确定辖区内接种服务的形式和周期。预防接种可在定点的预防接种门诊，也可进行入户接种或在临时设立的接种点接种。预防接种前，采取口头预约、书面预约、电话联系、手机短信（微信）告知、邮件通知、广播通知、公示告知等方式，通知儿童监护人或受种者，告知接种疫苗的种类、时间、地点和相关要求。接种时，预防接种工作人员应查验接种对象的预防接种证、卡（簿）或预防接种个案信息，核对受种者姓名、出生日期及预防接种记录，确定本次受种者、接种疫苗的品种。预防接种工作人员在实施预防接种前，应当告知受种者或其监护人所接种疫苗的品种、作用、禁忌、可能出现的不良反应以及注意事项，并如实记录告知情况。预防接种工作人员在预防接种操作前再次进行"三查七对"，无误后予以预防接种。"三查"为检查受种者健康状况和接种禁忌证，查对预防接种卡（簿）与儿童预防接种证，检查疫苗、注射器外观与批号、有效期；"七对"为核对受种者姓名、年龄、疫苗品名、规格、剂量、接种部位、接种途径。预防接种后及时在预防接种证、卡（簿）记录接种疫苗品种、规格、疫苗最小包装单位的识别信息（或批号）、时间等。接种后及时在预防接种证、卡（簿）或计算机上记录所接种疫苗的年、月、日及批号，告知受种者在接种后留在接种现场观察 15 ～ 30 分钟，无不适后离开。接种完成后，要与儿童家长或其监护人预约下次接种疫苗的种类、时间和地点。清理接种器材、处理剩余的疫苗。

三、预防接种异常反应的监测

疑似预防接种异常反应（adverse event following immunization，AEFI）是指在预防接种后发生的怀疑与预防接种有关的反应或事件。医疗机构、接种单位、疾控机构、药品不良反应监测机构、疫苗生产企业及其执行职务的人员为 AEFI 的责任报告单位和报告人。发现怀疑与预防接种有关的死亡、严重残疾、群体性 AEFI、对社会有重大影响的 AEFI 时，责任报告单位和报告人应当在发现后 2 小时内向所在地县级卫生行政部门、药品监督管理部门报告，县级卫生行政部门在 2 小时内逐级向上一级卫生行政部门报告。报告单位和报告人应当在发现 AEFI 后 48 小时内填写 AEFI 个案报告卡向受种者所在地的县级疾控机构报告。县级疾控机构接到上述报告后，应将属于本辖区预防接种后发生的 AEFI 立即通过中国免疫规划信息管理系统进行网络直报。

县级疾控机构接到 AEFI 报告后，应核实 AEFI 的基本情况、发生时间和人数、主要临床表现、初步临床诊断、疫苗预防接种等，完善相关资料，做好深入调查的准备工作。除一般反应（如单纯发热、接种部位红肿、硬结等）外的 AEFI 均需调查。县级疾控机构对需要调查的 AEFI，应当在接到报告后 48 小时内组织开展调查，收集相关资料，在调查开始后 3 日内初步完成 AEFI 个案调查表的填写，并通过中国免疫规划信息管理系统进行网络直报。同时，县级疾病疾控机构还要收集疫苗供应渠道和供应单位的资质证明、疫苗批签发报告和购销记录，疫苗运输条件和过程，疫苗储存条件和冰箱温度记录，疫苗的种类、生产企业、批号、出厂日期、有效期、来源（包括分发、供应或销售单位）、领取日期等，预防接种服务组织形式、预防接种现场情况、预防接种时间和地点、接种单位和预防接种人员的资质，知情或告知的相关资料，预防接种实施情况、接种部位、途径、剂次和剂量，打开的疫苗的存放时间，安全注射情况、注射器材来源、注射操作情况，预防接种同批次疫苗其他人员的反应情况，当地相关疾病发病情况等。

省、市和县级疾控机构成立预防接种异常反应调查诊断专家组，调查诊断专家组由流行病学、临床医学、药学等专家组成，负责对 AEFI 调查诊断。县级卫生行政部门接到 AEFI 报告后，对需要进行调查诊断的，交由受种者预防接种所在地的县级疾控机构组织预防接种异常反应调查诊断专家组进行调查诊断。发生死亡、严重残疾、群体性 AEFI，或对社会有重大影响的 AEFI，由受种者预防接种所在地的市级或省级疾控机构组织预防接种异常反应调查诊断专家组进行调查诊断。AEFI 经过调查诊断分析，按发生原因分成以下 5 种类型：①不良反应，合格的疫苗在实施规范预防接种后，发生的与预防接种目的无关或意外的有害反应，包括一般反应和异常反应。一般反应是在预防接种后发生的，由疫苗本身所固有的特性引起的，对机体只会造成一过性生理功能障碍，主要有发热和局部红肿，同时可能伴有全身不适、倦怠、食欲缺乏、乏力等综合症状。异常反应是合格的疫苗在实施规范预防接种过程中或者接种后造成受种者机体组织器官、功能损害，相关各方均无过错的药品不良反应。②疫苗质量事故，由于疫苗质量不合格，预防接种后造成受种者机体组织器官、功能损害。③预防接种事故，由于在预防接种实施过程中违反预防接种工作规范、免疫程序、疫苗使用指导原则、预防接种方案，造成受种者机体组织器官、功能损害。④偶合症，受种者在预防接种时正处于某种疾病的潜伏期或者前驱期，预防接种后巧合发病。⑤ 心因性反应，在预防接种实施过程中或预防接种后因受种者心理因素发生的个体或者群体的反应。

四、预防接种率监测

预防接种监测是指以动态监测预防接种率变化趋势为目的，由接种单位和报告单位，通过国家免疫规划信息管理系统，按照规定的报告程序和报表格式，连续、系统地汇总预防接种实施情况进行的报告。接种率可以是时间段内的接种率，也可以反映截止到某个时间点的累计接种率。接种率监测可以对预防接种的及时性、完整性和正确性进行评价。此外，还要对常规免疫的可靠性进行评价。常规免疫报告接种率的可靠性评价，可以用 3 种方法：①差值（D 值）评价法，比较报告接种率与估计接种率之间的差值；②比值（R 值）评价法，比较各种疫苗的应种人数，以判断报告接种率有无逻辑错误；③比较法，将常规免疫报告接种率与调查接种率、疫苗使用量等进行比较，分析是否一致和不一致的原因。

县级及以上疾控机构应当定期或根据实际工作需要对辖区内儿童国家免疫规划疫苗的接种率进行抽样调查。内容包括适龄儿童建卡率、建证率及预防接种卡、证填写符合率，国家免疫规划疫苗的接种率，未接种原因。调查方法可以采用标准组群抽样法（容量概率抽样法）对县级以上单位的接种率进行评价，用批质量保证抽样法评价乡（镇）级单位的预防接种率。

五、疫苗针对疾病的监测

根据《中华人民共和国传染病防治法》《突发公共卫生事件应急条例》和相关的法律、法规、规章的规定，疾控机构、医疗机构和采供血机构及其执行职务的人员、乡村医生和个体开业医生，发现疫苗针对传染病病例或疑似病例、聚集性病例、暴发或突发公共卫生事件相关信息时，应当按照传染病报告属地管理的原则，在规定的时限内报告。疾控机构通过传染病疫情网络直报系统等方式收集、分析疫苗针对传染病疫情信息，总结上报。县级疾控机构、乡（镇）卫生院、社区卫生服务中心在接到国家免疫规划疫苗针对传染病疫情报告后，应及时按照有关要求开展流行病学调查。医疗机构和疾控机构根据有关规定，采集病例的临床标本运输至指定的实验室进行检测，并根据实验室检测结果和流行病学调查情况对病例进行核实诊断。乡（镇）卫生院、社区卫生服务中心、县级疾控机构对规定的国家免疫规划疫苗针对传染病病例进行随访。

各级疾控机构应依据相关传染病诊断标准、监测方案和有关技术文件的要求，对国家免疫规划疫苗针对传染病病例进行血清学、病原学诊断。国家、省级和有条件的市级疾控机构，每年应有计划地对相关的国家免疫规划疫苗针对传染病进行人群带菌（毒）情况、环境、宿主动物、媒介生物等的病原学监测，并对监测结果进行分析评价。

六、预防接种资料管理

预防接种单位应收集服务地区的人口、接种单位、预防接种人员、冷链设备等基础资料，疫苗出入库、冷链温度、接种信息等记录，疫苗可预防疾病、疑似预防接种异常反应等。人口资料指出生儿童数、总人口数、出生率；预防接种个案信息管理资料，如儿童建证（卡）、查漏补种、入托入学儿童预防接种证查验和补种等资料；疫苗管理资料指疫苗使用数记录，疫苗库存量记录，疫苗计划、领取和使用记录，冷链温度记录等资料；疑似预防接种异常反应资料指接种后的不良反应及监测、报告记录。

乡（镇）卫生院、社区卫生服务中心、县和市级疾控机构在收到下级报表或完成本级报表后，应对报表的内容进行审核，发现存在逻辑、填写错误，应通知报告单位及时予以纠正。收到报告的资料后要对报告资料及时分析利用，并定期将分析结果反馈给下级。

省级疾控机构负责指导市级疾控机构资料分析，每月对上报的个案调查表数据库进行详细分析，确定免疫空白和预防接种存在问题的地区，定期分析各项监测结果，报告中国疾病预防控制中心和同级卫生行政部门，同时向下级反馈结果。中国疾病预防控制中心对省级疾控机构资料分析提供指导，定期分析全国各项监测结果，并向省级反馈，同时向国家卫健委报告。预防接种信息系统包含大量的接种人员信息，查询预防接种信息等资料，应经同级卫生行政部门批准。

为落实《疫苗流通和预防接种管理条例》，规范全国儿童预防接种信息管理，国家卫生部下发文件，要求于 2010 年底以前各省 90% 以上的县、80% 以上的乡完成儿童预防接种信息管理系统建设，实现接种信息的个案管理。中国疾病预防控制中心开发了"儿童预防接种信息管理系统"客户端软件供乡级接种单位使用，实现儿童预防接种个案信息的收集、登记、录入和网络报告。在中国疾病预防控制中心的组织统筹和业务指导下，研制开发的适合全国各级疾病预防控制部门及基层门诊使用的"信息管理系统 - 儿童预防接种信息管理系统"现已经在全国范围内使用。该系统不仅能对预防接种的个案信息进行管理，还能实时统计、分析和监测疫苗接种结果，追溯疫苗接种的相关信息。随着信息化的发展，很多地方的信息化管理系统还增加了网络预约和在线咨询服务。

七、疫苗上市后的信息管理系统

为落实国家提出的疫苗全过程可追溯管理的要求，确保预防接种的安全和有效，近年来，全国大力推进预防接种信息化建设，组织开发数据中心，整合和对接市民电子健康档案项目，充实免疫规划信息系统、疫苗物流配送信息等系统。实施免疫规划信息管理系统是提高免疫服务、监测、管理水平的重要手段，各省在预防接种单位客户端和省级预防接种信息管理平台开发和应用方面做了大量卓有成效的工作。在国家卫生行政部门的部署下，"中国免疫规划信息管理系统"和"预防接种不良反应监测系统"成为疫苗上市后信息管理的两个重要系统。"中国疾病预防控制信息管理系统"则是对疫苗可预防疾病进行监测、管理和分析的信息管理平台。

中国免疫规划信息管理系统具有四大特点：一是实现了"受种者、疫苗、接种服务"信息统一对应、数据实时共享、功能全面覆盖、信息保证安全的综合应用；二是实现了疫苗从企业出厂、验收入库、集中储存、物流配送、门诊验收和保存管理等的全流程管理；三是实现了"疫苗、冷链设备、接种儿童、接种医生"的信息合一，做到每一支疫苗最小包装的全过程可追溯；四是实现了预防接种服务中自动校验、比对、预警和提示等，降低了服务中接种差错发生的风险。该系统提高了卫生行政等部门的监管效率，提升了预防接种门诊的服务质量，满足市民公众的预防接种需求，确保个人隐私的信息安全。

目前，全国的接种门诊目前普遍使用的信息管理系统，代替了手工记录接种者信息和接种门诊疫苗消耗信息，避免了因人为因素导致的系统记录和信息不准确、接种信息错误和不完整的情况。另外，各接种点之间的疫苗和接种信息数据实现联网，这对流动人口的跨区接种和成人接种的数据管理十分方便。预防接种门诊信息化的关键是把预防接种的作业流程和检查核对等操作动作固化进系统，让系统来对预防接种整套作业过程进行规范约束、记录、复核、分析和统计，达到提高医生操作的规范性和正确性的效果。

（一）国家免疫规划信息化系统

1．系统框架 "中国免疫规划信息管理系统"2014年底上线运行（中国软件与技术服务股份有限公司，2014）。系统采用浏览器/客户端（B/S）架构。外网登录需要虚拟专用网络（VPN）。用户打开浏览器后，在地址栏输入地址即可访问登录界面。用户通过身份验证后进入系统平台。系统覆盖全国各级疾控中心以及各类预防接种单位。这些接种单位包括以下几个：

（1）预防接种门诊：由县级卫生行政部门根据人口密度、服务半径、地理条件和医疗卫生资源配置等情况，合理规划和设置的接种门诊。

（2）村级接种单位：农村地区根据人口、交通情况及服务半径等因素，设置覆盖1个或几个行政村的定点接种单位。

（3）产科接种单位：承担新生儿出生时首针乙肝疫苗及卡介苗的预防接种服务的设有产科的医疗卫生机构。

（4）其他接种单位：主要指成人接种门诊、狂犬病疫苗接种门诊等。

2．系统功能 "中国免疫规划信息管理系统"主要功能涵盖5个子系统：疫苗和注射器管理系统、预防接种管理系统、AEFI监测管理系统、冷链设备管理系统、综合管理系统。

（1）疫苗和注射器管理系统：疫苗和注射器管理系统的目标功能是实现疫苗和注射器的动态管理，便于资源的合理培育使用。该系统支持各级网络直报疫苗计划、统计分析疫苗计划，实现了疫苗和注射器出入库信息电子化管理，建立疫苗和注射器出入库信息电子档案，支持多种方式采集疫苗和注射器出入库信息，对各级疫苗和注射器出入库信息及疫苗和注射器使用情况进行分级管理和查询统计。

接种单位根据预期计划，制定并上报第一类疫苗/注射器使用年度计划和第二类疫苗/注射器年度购买计划，逐级上报、汇总、审核。国家疾病预防控制中心制定全国国家免疫规划疫苗和注射器年度使用计划。同时，接种单位每月报告下个月疫苗和注射器计划领取数，县级以上疾病预防控制中心据此制定下个月疫苗和注射器领取/需求计划。此外，系统还能对疫苗实行出入库管理，对疫苗出入库情况进行实时管理和统计查询，主要包括疫苗的"进销存"——省、市、县、接种单位等各级的疫苗出入库、库存管理。当疫苗和注射器出现使用短缺情况时，系统还可以向指定人员发送近效期疫苗注射器预警提示信息。

（2）预防接种管理系统：预防接种管理系统在功能上主要包括预防接种个案管理、常规免疫接种率报表管理、群体性接种管理、成人个案管理等功能。

预防接种个案管理是指全国各省级平台向国家平台发送预防接种个案索引信息，国家平台据此管理个案信息，可以查重、合并、查询、统计或抓取个案。

常规免疫接种率报表管理是各级用户利用该功能上报接种率报表，包括第一类疫苗报表和第二类疫苗报表，还能分析汇总报表数据、统计报告单位完整性、评价报表可信性等。

群体性接种管理为各级用户提供群体个案批量信息查询的功能，并提供查看每个个案信息的功能。

成人个案管理为各级用户提供成人个案信息查询的功能。

（3）AFEI 监测管理系统：见下文。

（4）冷链设备管理系统：建立省、市、县、接种单位冷链设备档案，实行个案化管理，实现各级单位冷链设备档案信息动态更新，实现对冷链设备装备及运转情况的监测、评价及预警，为冷链设备更新提供依据。冷链设备信息管理能记录、查询、统计冷链设备信息，可分别查看和修改每条信息的具体内容。记录冷链设备温度，可以管理和查询温度记录。

（5）综合管理系统：综合管理功能是为了保证系统能够平稳地运行而设计，分别对用户管理、数据分布与同步、系统维护、系统的备份与恢复以及日志管理功能进行设计。这些包括行政区划管理，将中国的行政区域进行划分及管理，并将地方设置为省、市、县、乡四级；组织机构管理，将所有的组织机构［如疾病预防控制中心、药品不良反应（adverse drug reactions，ADR）监测中心］进行统一的管理；接种单位管理，用于管理所有的预防接种单位。

在管理系统中，管理员可以根据自己的角色和级别设置信息系统用户的各种角色，管理信息系统的各种用户，管理全国疫苗的类别、品种，对全国疫苗生产企业和预防接种单位录入的人口数据进行管理。

八、AEFI 监测管理系统

（一）系统框架

为加强疫苗使用的安全性监测，规范预防接种后 AEFI 的报告及相关信息收集，提高预防接种服务、管理的工作水平和效率，中国疾病预防控制中心依据《疫苗流通和预防接种管理条例》《预防接种工作规范》及监测相关技术方案（指南），2007—2008 年开发了基于互联网直报的"疑似预防接种异常反应信息管理系统"（中国疾病预防控制信息系统模块之一），2008 年正式开始对 AEFI 病例信息进行网络直报，实现了从县级至国家级的 AEFI 实时报告与审核（中国疾病预防控制中心，2014）。此后根据《全国疑似预防接种异常反应监测方案》的要求和实际工作需求（中国疾病预防控制中心，2014），中国疾病预防控制中心对该系统进行了相应改造和升级；2010—2014 年，按照质量管理系统建设和 WHO 的国家监管职能（NRA）评估要求，再次完善了系统业务需求，并对系统改造升级，实现了 CDC 与国家药品不良反应监测机构的数据共享；2014—2015 年，将 AEFI 信息管理系统并入中国免疫规划信息管理系统，实现了从接种单位至国家级的网络直报、AEFI 与预防接种个案信息相链接，至 2014 年，系统已覆盖 5 万个接种单位；2015 年制定了采集基本数据集和数据交换标准，实现了地方系统平台与中国 AEFI 信息管理系统的数据交换。

（二）系统功能

该系统实时信息采集包括 AEFI 个案基本情况、疫苗接种情况、报告调查、因果关联评估、补偿和救助情况等。报告的个案信息，在各级相关人员经过调查、诊断及处置后，要在规定的时限内将各项信息录入并保存、上传至系统。

系统的主要功能集中在对个案信息的维护上，通过查询可了解到受种者的社会信息和一般情况；所接种疫苗的基本信息，包括生产信息、储藏、运输及冷链信息等；接种者的接种过程，包括"三查七对"、知情同意等；最后还要把病例的诊断信息，包括基本判定、最后结论等记录在案。通过浏览该模块可基本了解一个病例与 AEFI 相关的全部信息。

系统还能进行数据的统计分析，包括 AEFI 分类、发生时间、出现者年龄、使用疫苗、出现症状、临床诊断等的数据统计和图表、GIS 展示等。各级人员可通过系统，按照不同需求对采集的信息定期分析、审核，了解病例发生及分布特征，发现可疑信号并对其进行评估、确认。

预防接种异常反应监测管理系统的主要作用有 3 个方面：一是发现异常信号，通过纵向（同一产品，不同生产批号之间）、横向（同一批号不同的区域）不良反应事件的比较，及时发现可能存在的产品质量或接种差错等问题。二是资料积累，为改进产品质量和工艺提供基本信息。通过积累某一产品 AEFI 资料、针对某一或某些信号进行比较可以发现一些特质信息可能与产品的某些辅料有关，企业通过这些信息就可以进一步革新产品工艺、减少 AEFI 的发生。三是为安全注射提供资料积累，AEFI 的发生本质上与机体特质有关，通过资料的积累可能会发现某些有特异性体质的人群，可通过某些措施（如若延缓接种甚至禁忌接种）进一步降低严重 AEFI 的发生。

预防接种不良反应监测系统通过对预防接种有关数据的收集和分析，能对 AEFI 的异常信号进行甄别，从而对预防接种工作提供指导，为政府决策提供依据。该系统具有自动预警、对数据质量进行控制和为专业人员提供交流学习的服务。

1. 自动预警 自动预警包括对死亡、严重残疾、群体性 AEFI 等情况进行短信和系统提醒。按照需求设置预警内容（特殊病种）、添加接收预警的人员信息，系统中一旦录入相关的预警信息，各级人员均可以收到短信提示，及时采取处置措施。自动预警实际上是统计分析功能的一个延续，即是上文所提及的发现异常信号，发现信号的目的就是要及时做出预警，以避免事态的进一步扩大。

2. 质量控制 包括个案查重 / 缺失变量查询、县 / 市 / 省三级审核、待办工作提醒和数据质量定期反馈等。系统各级管理人员通过相关功能对信息进行审核，发现问题进行修正。高质量的信息报告是所有信息系统的核心，质量控制就是通过设置三级审核制度，来提高数据的可靠性，进而为统计分析等功能提供基本保障。

3. 交流学习 可通过用户交流平台和相关资料下载等方式。各级管理人员可以将通知、信息分析、监测方案、参考资料等在系统中发布，有权限接收的人员可以在系统中查看、下载。

（三）AEFI 监测信息管理

1. 监测指标 以省（区、市）为单位，每年要达到以下疑似预防接种异常反应监测指标要求。

（1）疑似预防接种异常反应在发现后 48 小时内报告率 ≥ 90%。

（2）需要调查的疑似预防接种异常反应在报告后 48 小时内调查率 ≥ 90%。

（3）死亡、严重残疾、群体性疑似预防接种异常反应、对社会有重大影响的疑似预防接种异常反应在调查后 7 日内完成初步调查报告率 ≥ 90%。

（4）疑似预防接种异常反应个案调查表在调查后 3 日内报告率 ≥ 90%。

（5）疑似预防接种异常反应个案调查表关键项目填写完整率达到 100%。

（6）疑似预防接种异常反应分类率 ≥ 90%。

（7）疑似预防接种异常反应报告县覆盖率达到 100%。

2．数据审核及利用　按照《全国疑似预防接种异常反应监测方案》要求，"疑似预防接种异常反应信息管理系统"的数据由各级疾病预防控制机构维护管理，各级药品不良反应监测机构共享疑似预防接种异常反应监测信息。县级疾病预防控制机构应当根据疑似预防接种异常反应调查诊断的进展和结果，随时对疑似预防接种异常反应个案报告信息和调查报告内容进行订正和补充。各级疾病预防控制机构和药品不良反应监测机构对疑似预防接种异常反应报告信息实行日审核、定期分析报告制度。国家、省级、市级及县级疾病预防控制中心和药品不良反应监测机构要定期进行数据分析。

各级疾病预防控制机构和药品不良反应监测机构对于全国范围内开展的群体性预防接种活动、地方范围内或局部地区开展的群体性预防接种或应急接种活动，要及时进行疑似预防接种异常反应监测信息的分析。疾病预防控制机构和药品不良反应监测机构应当实时跟踪疑似预防接种异常反应监测信息，如果发现重大不良事件、疫苗安全性相关问题等，应当及时分析、评价并按要求处理。

九、中国疾病预防控制信息管理系统

（一）系统架构

2004 年 1 月，以传染病网络直报系统为核心的"中国疾病预防控制信息系统"在全国范围内上线运行（马家奇等，2006）。该系统为基于 B/S 架构的疾病监测信息报告管理系统。系统以互联网作为通信载体，依托虚拟专用网络（VPN）、防火墙等技术，连接乡（镇）、县（区）、地（市）、省、国家五级卫生行政部门和医疗卫生机构，实现疾病监测信息的双向传输（中科软科技股份有限公司，2013）。截至目前，系统应用覆盖 7.2 万家医疗卫生机构，17 万用户。

在业务应用方面，"疾病预防控制信息管理系统"是以传染病疫情报告和突发公共卫生事件为核心，涵盖疾病预防控制相关的基本信息、标准编码管理信息、传染病自动预警、健康危害因素监测、AIDS 和结核病等国家重点控制传染病管理、死亡病例报告以及公共卫生数据统一交换等。应用系统采用五层平台架构，包括操作系统平台、系统软件平台、应用系统平台、业务运行平台和业务系统功能。其中操作系统平台是应用软件运行的基础平台。系统软件平台包含 Web 服务器、应用服务器和关系数据库服务器。应用系统平台提供业务通用的服务，支持整个系统平滑扩展，为以后增加数据分析系统和知识管理系统提供基础。业务运行平台则针对突发公共卫生事件监测系统的业务需求，支持监测系统业务运行，并提供与数据采集、分析和统计相关的业务定制功能。业务系统则为具体实现传染病报告管理、突发公共卫生事件报告管理、AIDS 和结核病等专病管理、健康危害因素监测、公共卫生基础信息等业务的子系统。

（二）系统功能

"中国疾病预防控制信息系统"中的"疾病监测信息报告管理系统"（中国疾病预防控制中心，2014），是实现传染病疫情报告为核心的最常用、最主要的系统，其主要功能包括以下几点。

1. 报告卡管理　可实现新增报告卡、报告卡的浏览审核，包括查看详细信息、修改、删除、查重等功能。数据可按照查询条件导出为 Excel 等多种数据格式。

2. 统计报表　用户可自由选择多个条件自由组合进行查询，基本查询条件包括按审核日期、发病日期查询，按年统计、季统计、月统计、旬统计、周统计、日统计查询，选择地区、疾病分类、疾病病种、病例类型等查询条件。可实现基于现住地址统计的上述不同查询条件的传染病发病和死亡情况，包括分地区统计表、分年龄统计表、分职业统计表，针对手足口病还可进行发病、死亡、重症、实验室检测结果的实时统计。

3. 资料分析　用户可自由选择多个条件自由组合进行查询，基本查询条件同上。可实现基于现住地址统计的上述不同查询条件的传染病发病和死亡情况，包括病种排序、地区排序、疾病分类构成、疫情分析报表、高发地区分析、汇总疫情分析、分月发病死亡分析。

除上述查询条件外，用户还可选择按任意时段查询。可实现分地区、分年龄、分职业统计、根据病种排序、根据地区排序、疾病分类构成、时间日分布统计以及发病、死亡、重症、实验室检测结果的统计。

4. 质量统计　主要包括单位报告卡统计、系统报告质量综合评价、机构网络报告率分析、重卡信息统计、卡片报告与审核及时性统计、病种报告与审核及时性统计等。

5. 信息反馈　根据用户级别可选择进入不同类别模块，可上传或下载相关监测信息等。

除以上主要功能外，系统经过持续性的建设，目前在数据采集模式方面已实现由纯手工录入发展到与医疗机构医院信息系统（Hospital Information System，HIS）、区域性信息平台进行数据交换，信息安全方面的功能也由最初的"账号+密码"的方式发展到实现了"中国疾病预防控制信息系统"的直报用户虚拟专网（VPN）全覆盖和基于第三方电子认证机构（CA）的身份认证。

（三）报告发病率和管理

"中国疾病预防控制信息系统"中年度统计指标报告发病率是评价全国、各省以及各地区年度传染病发病水平的重要指标。报告发病率的计算公式为：

$$报告发病率（1/10\ 万）= \frac{当年辖区某病新发病例数}{当年辖区人口数} \times 100\ 000$$

其中分母人口数以年度为单位由中国疾病预防控制中心每年统一组织进行维护更新。分子报告发病数是指发病日期在当年、现住址在本辖区的传染病新发病例数，其来源于各级各类医疗卫生机构。诊疗医生按照传染病诊断标准及时对传染病患者或疑似患者进行诊断，发现甲类传染病和乙类传染病中的肺炭疽、传染性非典型肺炎等按照甲类管理的传染病患者或疑似患者时，或发现其他传染病和不明原因疾病暴发时，于2小时内将传染病报告卡通过网络报告。对其他乙、丙类传染病患者、疑似患者和规定报告的传染病病原携带者在诊断后，于24小时内进行网络报告。区（县）级疾病预防控制机构疫情管理人员每日对辖区内报告或数据交换的传染病信息进行审核，对有疑问的报告信息及时反馈报告单位或向报告人核实，对误报、重报信息及时删除。对甲类传染病和乙类传染病中的肺炭疽、传染性非典型肺炎等按照甲类管理的传染病患者或疑似患者以及其他传染病和不明原因疾病暴发的报告信息，于2小时内通过网络完成报告信息的三级确认审核。对于其他乙、丙类传染病报告卡，由区（县）级疾病预防控制机构核对无误后，于24小时内通过网络完成确认审核。

（吴　疆　崔富强）

参考文献

马家奇，杨功焕，施晓明（2006）．基于 IT 技术平台的中国疾病监测．疾病监测，21：1-3.

中国疾病预防控制中心（2005）．传染病信息报告管理规范（2015 版）．北京：中国疾病预防控制中心．

中国疾病预防控制中心（2010）．全国疑似预防接种异常反应监测方案（2010 版）．北京：中国疾病预防控制中心．

中国疾病预防控制中心（2016）．预防接种工作规范（2016 年）．北京：中国疾病预防控制中心．

中国疾病预防控制中心（2014）．中国免疫规划信息管理系统 AEFI 信息管理系统用户手册．北京：中国疾病预防控制中心．

中国软件与技术服务股份有限公司（2014）．中国疾控中心免疫规划信息管理系统用户手册．北京：中国软件与技术服务股份有限公司．

中科软科技股份有限公司（2013）．中国疾病预防控制信息系统操作手册．北京：中国软科技股份有限公司．

第四章 疫苗上市后临床研究与评价

任何疫苗在注册上市前，经过临床前及Ⅰ、Ⅱ、Ⅲ期临床试验的评价，疫苗的安全性和有效性可获得确证，基本的性能可得到检验。尽管疫苗的Ⅲ期临床试验最终为药物注册审批提供了科学的依据，但由于Ⅲ期临床试验纳入研究的样本量较少，罕见且严重的预防接种异常反应难以发现。同时，上市前临床试验中存在观察时间较短、观察对象有限，对多数疫苗可预防疾病的保护作用一般用免疫学替代指标进行评价等因素的限制的问题，疫苗的流行病学保护效果、免疫持久性及接种疫苗的卫生经济学等方面都尚未进行评价，也难以评价人群接种后的疫苗针对疾病在人群中的流行病学特征变化。另外，上市前临床试验用的疫苗多采用中、小批量生产，而上市后商业化大规模生产应用的疫苗，其批间一致性和稳定性、安全性和有效性仍需通过进一步评价得到验证。

随着疫苗可预防传染病等疾病的发病和死亡的大幅度下降，疫苗的相关问题，尤其是安全性问题越来越多地受到公众的关注。疫苗上市后的评价，主要涉及疫苗上市使用后的接受程度、接种覆盖率、免疫原性、安全性、保护效果和卫生经济学等方面内容。我国疫苗上市后评价的数据资料较少，需要建立系统性、完整性和规范性的评价体系，采用科学的评价方法，规范地评价上市后的效果（王华庆 等，2010）。开展疫苗上市后的评价，对于完善和及时调整疫苗的免疫策略也是至关重要的。在评价疫苗上市后应用的过程中，始终需要遵循客观、科学和严谨的原则，开展具有代表性的评价和研究，上市后评价的方法和技术也会随着新的研究发现不断更新和改进。

世界卫生组织（World Health Organization，WHO）建议新疫苗批准上市后，要从免疫策略制定、预防接种实施、疫苗运输、冷链管理、监测与督导、人员培训、不良反应、宣传沟通等方面进行监测和评价，以及时掌握上市后疫苗的使用情况和存在的问题（WHO，2010）。在新的疫苗纳入国家免疫规划方面，WHO提出首先需要了解疫苗所引起的疾病负担，确定疾病是否为公共卫生工作重点、疾病的严重程度和疾病负担、该疾病是否能有效利用疫苗实施干预预防和控制；第二个与疫苗密切相关的方面，就是要验证疫苗在安全、有效及性能等方面的特点，也包含疫苗成本、国家经济负担能力和成本效益，以及国家是否能够满足疫苗的可靠供应；第三个方面涉及免疫服务的能力可持续性，国家的卫生系统基础是否可以成功地引进新疫苗并能够长期持续地运转下去（WHO，2014）。有些时候，疫苗上市后评价也是国际认证的需要和监管方面的要求。为了让疫苗产品达到国际标准，WHO 预认证体系对疫苗进入国际采购目录制定了一套评价标准和体系，申请疫苗的预认证有明确的条件、标准、要求和程序。WHO 在 2001 年建立了药品预认证制度，随后陆续将使用于针对 AIDS、流感、肝炎、疟疾、结核病，以及关于生殖健康、儿童营养、腹泻和其他易忽略的热带疾病等领域的基本用药，在有疾病流行、疗效安全性证据以及性价比评估的基础上可将它们纳入预认证名录中。目前 WHO 认可的严格管理机构（Strict Drug Regulatory Agencies，SRA）借鉴了国际人用药品注册技术协调会（International Council Harmonization of Technical，Requirements for Registration of Pharmaceuticals for Human，ICH）组织成员构成。ICH 成员包括欧盟药品管理局（European Medicines agency，EMA）、美国食品药品监督管理局（Food and Drug Administration，FDA）、日本厚生劳动省 ICH 观察员。国家药品监督管理局（National Medical Products Administration，NMPA）于 2017 年 6 月成为 ICH 成员。获得 WHO 预认证的疫苗和药品，其生产企业就可以进入 WHO 的国际采购供应商名录。此外，很多国际性非政府公益组织也认可 WHO 预认证制度，采购认证药品用于人道主义捐赠。对于药品生产企业来说，一旦产品取得 WHO 预认证，就等于获得进入国际市场的许可。

一、国家对疫苗上市后的监管要求

2019 年 6 月 29 日，我国十三届全国人民代表大会常委会第十一次会议表决通过并公布了《中华人民共和国疫苗管理法》（以下简称《疫苗管理法》；全国人民代表大会，2019）。这部由中国制定的全球范围内首个疫苗管理法案于 2019 年 12 月 1 日开始落地实施，它必将成为疫苗监管的里程碑。

《疫苗管理法》出台前，《中华人民共和国药品管理法》《疫苗流通和预防接种管理条例》等有关法律、法规均已对疫苗管理有所规定，但因疫苗产品在战略和公益性上的重要地位，为了加强疫苗管理、保证疫苗质量和供应、规范预防接种、促进疫苗行业发展、保障公众健康、维护公共卫生安全，在立法层面要明确地对在我国境内从事疫苗研制、生产、流通和预防接种及其监督管理活动提出要求。国家对疫苗实行最严格的管理制度，体现在无论是在保证疫苗质量和供应方面，还是在保证接种工作更加规范方面，都应坚持安全第一、风险管理、全程管控、科学监管、社会共治。

《疫苗管理法》是为了保证疫苗安全、有效、可及，规范疫苗接种，保障和促进公众健康，维护国家安全而制定的法规。这是全球范围内首次针对疫苗制定的法律，彰显了政府监管的决心，提升了公众的信心。

《疫苗管理法》兼顾安全、发展和创新，做出了一列新的规定来鼓励疫苗的创新和发展。《疫苗管理法》要求疫苗上市许可持有人的法定代表人、主要负责人具有良好的信用记录，明确疫苗上市许可持有人依法对疫苗研制、生产、流通、预防接种过程中疫苗的安全、有效和质量可控负责，要求境内的所有疫苗产品将实现全生命周期可追溯、可监管。这部法律明确规定，疫苗上市许可持有人应当建立健全疫苗全生命周期质量管理体系，制定并实施疫苗上市后风险管理计划，主动开展疫苗上市后研究，对疫苗的安全性、有效性和质量可控性进行进一步确证。

对于国务院药品监督管理部门附条件批准或者批准上市注册时提出进一步研究要求的疫苗，疫苗上市许可持有人应当在规定期限内完成研究；逾期未完成研究或者不能证明其获益大于风险的，相关监督管理部门应当依法处理，直至注销该疫苗的药品注册证书。必要时，可以责令疫苗上市许可持有人开展上市后评价或者直接组织开展上市后评价。

疫苗上市许可持有人应当对上市的疫苗进行质量跟踪分析、持续提升质量控制标准、改进和优化生产工艺、提高生产工艺稳定性、及时变更制造和检定规程。

疫苗上市后生产工艺、生产场地、关键设备等发生变更的，疫苗上市许可持有人应当进行评估、验证，按照国务院药品监督管理部门有关变更管理的规定备案或者报告；变更可能影响疫苗安全性、有效性和质量可控性的，应当经国务院药品监督管理部门批准。疫苗上市许可持有人应当对发生可能影响疫苗安全性、有效性、质量可控性的变更进行充分验证。

疫苗上市许可持有人应当根据疫苗上市后研究、预防接种异常反应等情况持续更新说明书、标签，并按照规定申请核准或者备案。国务院药品监督管理部门应当在其网站上及时公布更新后的疫苗说明书、标签内容。

疫苗上市许可持有人应当建立疫苗质量回顾分析和风险报告制度，每年将疫苗生产流通、上市后研究、风险管理等情况按照规定如实向国务院药品监督管理部门报告。

对预防接种异常反应严重或者其他原因危害人体健康的疫苗，国务院药品监督管理部门应当注销该疫苗的药品注册证书。

国务院药品监督管理部门可以根据疾病预防、控制需要和疫苗行业发展情况，组织对疫苗品种开展上市后评价，发现该疫苗品种的产品设计、生产工艺、安全性、有效性或者质量可控性明显劣于预防、控制同种疾病的其他疫苗品种的，应当注销该品种所有疫苗的药品注册证书并废止相应的国家药品标准。

疫苗注册上市后，政府和主要的决策者需要掌握新疫苗上市后在更大规模人群使用的效果和安全性，以便确定是否有必要将新上市的疫苗纳入国家免疫规划。尽管疫苗注册上市前已经验证了安全性和有效性，但公众仍然对新疫苗缺乏认知和了解，需要接种方面科学知识的普及。因此，疫苗上市后评价需要进一步对疫苗进行全面、深入的研究和评价，为专业人员和公众提供科学的证据。此外，疫苗行业相关人员需要掌握疫苗上市后的效果及疾病流行特征的变化，以便改进疫苗的质量、提升预防疾病的效果，以及为制定新的控制疾病策略服务。

二、疫苗上市后评价的必要性

人类使用疫苗来预防和控制传染病历史悠久，疫苗对控制传染病发挥的重要作用也被公众所认知。然而，公众在当今传染性疾病低流行的时代，对接种疫苗信心下降，疫苗犹豫在 2010 年后已经成为影响疫苗和预防接种的重要问题。在 WHO 2019 年公布的全球"十大健康威胁"中，疫苗犹豫被列为其中之一。《疫苗学》的主编 Plotkin 曾说：世界上没有任何医疗措施能像疫苗一样对人类的健康产生如此大的影响，也没有任何一种治疗药品能够像疫苗一样以低廉的代价将某种疾病从地球上消灭。疫苗接种有效预防了脊髓灰质炎、麻疹、百日咳、白喉以及乙肝等疾病（宋全伟，2016）。如今，我国 5 岁以下儿童乙肝表面抗原流行率低于 1%，主要原因就是实施了新生儿乙肝疫苗的预防接种（Andrews NJ，2001）。2000—2016 年，麻疹疫苗免疫接种预防了大约 2 040 万人死亡，全球麻疹死亡人数从 2000 年的 55 万降至 2016 年的 8.78 万（WHO，2018）。目前有 27 种疾病可以通过疫苗来预防，群体免疫力的增强使疾病在全球范围内被有效控制。疫苗的使用不仅直接减少传染病的感染和发病、降低人群住院率、减少治疗花费、减少伤残和劳动力丧失、预防疾病的暴发和流行、降低疾病的远期影响，还促进了社会和经济的发展。因此，预防接种的决策者、专业人员和公众都需要认识疫苗的价值。

开展疫苗上市后评价，不仅能为政府的决策提供更多的科学证据，也能从科学上回答疫苗干预后疾病流行谱的变化，解决公众在疫苗临床使用有关问题上的疑惑。在疫苗上市后，我们需要更多了解疫苗是不是与一些罕见的不良反应有关、上市后的疫苗保护效果如何、人群疾病的流行谱在疫苗使用后是否发生改变。回答这些问题，都需要进行疫苗上市后的研究与评价。开展疫苗上市后的研究与评价，不仅能评价短期内接种疫苗后的安全性和疫苗的免疫原性，也可评价疫苗对接种疫苗时间较长的群体的保护效果和抗体的持久性，还可评价接种后的疫苗针对疾病的流行病学特征变化。此外，开展疫苗上市后的研究，也能对疫苗及疫苗相关问题进行深入和系统的探讨、对接种疫苗的卫生经济学进行客观评价。有些时候，我们也需要掌握人群对接种疫苗的意愿和接种行为变化。总之，开展疫苗上市后的研究与评价，不仅是必要的，也是十分重要的。

三、疫苗可预防疾病的疾病负担评价

不论是疫苗上市前，还是疫苗上市后，评估疫苗针对疾病的感染和发病情况，不仅能帮助了解该疾病造成的疾病负担，还可以评价预防疾病的效果。疫苗上市后疾病负担的评价，可以确定接种疫苗预防疾病的效果。在新疫苗纳入国家免疫程序时，对疾病负担的研究也是判断是否有必要将疫苗纳入国家免疫规划项目的关键因素。疾病负担是指一种疾病、伤残和过早死亡对整个社会经济及健康的影响，它包括研究疾病的流行病学负担和经济负担（胡善联，2005）。在疾病的流行病学负担方面，常用的指标有感染数和感染率、发病数和发病率、患病数和患病率（慢性疾病如乙肝、宫颈癌）、死亡数和死亡率、门诊数和就诊率、住院数和住院率、致残数和致残率、药品利用情况、伤残调整生命年（disability-adjusted life year，DALY）、早亡损失生命年（years of life lost to premature mortality，YLL）、伤残损失生命年（years lived with disability，YLD）指标（于石成 等，2015）。经济负担则包括医疗保险成本，社会、工作单位、雇主、家庭、个人支付的疾病成本。利用疾病负担参数可对该病的严重程度及其对国民健康的影响做出估计，它也是决策者和国家免疫规划专家咨询委员会在决定是否引进新疫苗时是至关重要的信息。

（一）感 染 率

感染率（prevalence of infection）是指在某个时间段内能检查的整个人群样本中，某病现有感染者人数所占的比例。感染率是反映某病感染水平的一项指标，是评价人群健康状况的常用指标。根据感染率所反映时段的不同，可将感染率分为现状感染率和新发感染率。现状感染率就是一个横断面人群总感染率，类似于患病率，指特定时间内的感染率。新发感染率其性质类似于发病率，指某病新感染出现的频率。感染者或感染状态可通过检出某病的病原体的方法来发现，也可用血清学或其他方法证明。感染率是评价人群健康状况常用指标，常用于以下两方面：一是为制定防治措施提供科学依据，疫苗预防策略的制定也要基于疾病感

染率特征的证据；二是研究某些传染病感染情况、流行态势和分析防治工作的效果，特别是对那些隐性感染者、病原携带者及轻型和不典型病例的调查较为有用，如乙肝、流行性乙型脑炎（乙脑）、脊髓灰质炎、结核病、肺炎等疾病的调查。

例如，通过呼吸道传播的肺炎主要是由肺炎链球菌（*Streptococcus Pneumoniae*，SP）、b 型流感嗜血杆菌（Hib）和流感病毒（influenza virus）引起的（Puluotejin，2011）。肺炎链球菌也称"肺炎球菌"，肺炎链球菌疾病是由 SP 感染造成的一系列疾病的统称。SP 是全球细菌性肺炎和脑膜炎等侵袭性疾病的主要原因，可以导致细菌性败血症、急性中耳炎、鼻窦炎、气管炎等疾病，主要在人体鼻咽部定居，通过呼吸道飞沫人际传播。SP 主要疾病负担在以下人群最大：2 岁以下儿童及老年人、免疫缺陷者、HIV 感染者、慢性心血管疾病患者、肺病和肝病患者（2018）。因此，目前美国的免疫服务实践咨询委员会（ACIP）根据肺炎的感染特征，建议 13 价肺炎球菌多糖结合疫苗（PCV13）的接种者为所有小于 2 岁的儿童和超过 65 岁的老年人，以及 6 ～ 18 岁的免疫功能受损人群。我国专家根据我国人群肺炎的感染率和国外研究，建议 13 价肺炎球菌多糖结合疫苗（PCV13）的接种对象为 6 周龄至 15 月龄婴幼儿；23 价肺炎球菌多糖疫苗（PPV23）疫苗用于超过 2 岁的感染风险增加的人群，尤其是：①老年人群；②慢性心血管疾病（包括充血性心力衰竭和心肌病）、慢性肺病的患者；③酒精中毒、慢性肝病（包括肝硬化）及脑脊液漏的患者；④功能性或解剖性无脾的患者；⑤免疫功能受损人群、进行免疫抑制性化疗（包括皮质激素类）的患者以及器官或骨髓移植患者。

感染率可通过对一定时间段内特定人群感染某种疾病的比例进行估计 [感染率 =（受检者中阳性人数 / 受检人数）× 100%]。感染者或感染状态可通过检出某病病原体的方法来发现，也可用血清学或其他方法证明。例如 2006 年卫生部开展的乙肝血清流行病学调查，主要为了解和分析当时不同地区、不同人群乙肝表面抗原（HBsAg）流行率和乙肝病毒感染率，评价 1992 年我国乙肝疫苗纳入儿童免疫规划管理的效果。这次调查在全国 31 个省（直辖市、自治区）的 160 个疾病监测点上进行，采用多阶段随机抽样方法，抽取 1 ～ 59 岁常住人口。调查的 3 个年龄段分别为 1 ～ 4 岁、5 ～ 14 岁、15 ～ 59 岁，选择的样本量分别代表了东部、中部、西部地区的城市、农村的人口。调查采用入户或集中式调查方法，按统一的"全国人群乙肝血清流行病学调查表"对每个调查对象进行询问调查，同时完成血清标本的采集工作。全部标本用 ELISA 方法进行检测，包括 HBsAg、乙肝表面抗体（HBsAb）、乙肝核心抗体（HBcAb）、乙肝 e 抗原（HBeAg）和乙肝 e 抗体（HBeAb）水平。本次调查有效样本为 81 775 人（其中城市人口 40 840 人，农村人口 40 935 人），全国 1 ～ 59 岁人群血清中存在 HBsAg、HBsAb、HBcAb 的概率以及 HBV 感染率分别为 7.18%、50.09%、34.11%、34.28%。1 ～ 4 岁、5 ～ 14 岁和 15 ～ 59 岁人群血清中存在 HBsAg 的概率分别为 0.96%、2.42% 和 8.57%。3 个年龄组人群间的 HBsAg 流行率差异均有统计学意义（Xiaofeng et al.，2013）。研究结果表明，我国实施乙肝疫苗接种计划后出生的人群，HBsAg 流行率显著下降，乙肝疫苗的预防效果十分显著。

（二）发病率

发病率（incidence）表示在一定期间内，一定人群中某病新发生的病例出现频率，是反映疾病对人群健康影响和描述疾病分布状态的一项测量指标。发病率可用来反映疾病对人群健康的影响，发病率高说明疾病对健康影响大，发病率低说明疾病对健康影响较小。发病率可用来描述疾病的分布情况。通过比较不同特征人群的某病发病率，可探讨病因和对防治措施进行评价。

发病率 =（某时期内某人群中某病新病例人数 / 同时期内暴露人口数）× K。K 可以为 100%、1 000‰、10 000/ 万等，根据暴露人群确定。观察时间单位可根据所研究的疾病病种及研究问题的特点决定，通常以年表示。分子是某时期（年度、季度、月份）内的新发病人数。若在观察期内一个人多次发病，则应分别记为新发病例数，如流感、腹泻等。对发病时间难以确定的一些疾病可将初次诊断的时间作为发病时间，如宫颈癌、原发性肝癌等。分母是同时期暴露人口数。暴露人口是指观察地区内可能发生该病的人群，对那些不可能再发生该病的人（如已经感染了传染病或因预防接种而获得免疫力的人），理论上不应计入分母内，但实际工作中却难以把这部分人分辨出来。当描述某地区的某病发病率时，分母多为该地区该时间内的平均人口，这时应注明分母是平均人口。如观察时间以年为单位时，可为年初人口与年终人口相加再除以 2，或以当年年中（7 月 1 日零时）的人口数表示。发病率可按不同特征，如年龄、性别、职业、民族、婚姻状况、种族、病因等分别计算，称为发病专率。由于发病率水平受很多因素的影响，所以在进行不同资料对比时，可能会存在年龄、性别等造成的差别，可以使用标准化率。

发病率可通过疾病监测或者专题研究进行估计。例如全球 2 岁和 2 岁以下儿童死亡原因中，72% 的死亡与腹泻有关，81% 的死亡与肺炎有关（Fischer et al.，2013）；2010 年全球腹泻发病病例为 17.31 亿例，其中 3 600 万例为重症病例。WHO 估计，2010 年全球 5 岁及以下儿童肺炎的发病病例为 1.20 亿例，发病密度为 0.19 次 / 人年，其中 1 400 万例进展为重症病例。西太平洋区肺炎发病病例为

1 200 万例，发病密度为 0.11 次 / 人年，其中有 143 万重症病例（国家卫生和计划生育委员会，2015）。这些发病数据是根据多种来源的数据和发表的文献进行专题研究获得的，获得的发病率不是实际观察得到，而是估算得出。2015 年中国卫生统计年鉴显示（国家卫生和计划生育委员会，2015），2014 年，小于 1 岁儿童肺炎发病密度为 0.01 ~ 0.68 次 / 人年，小于 5 岁儿童为 0.06 ~ 0.27 次 / 人年，这是根据各地上报的监测数据统计汇总得到的。孙谨芳等（孙谨芳 等，2015）估计，我国小于 1 岁儿童 Hib 脑膜炎发病率为 19.63/10 万，1 ~ 4 岁儿童脑膜炎发病率为 10.49%。这些估计是在疾病监测结果的基础上，进行专题分析得到的。

（三）死亡率

死亡率（mortality）是指用来衡量一定规模的人群、每单位时间的死亡人数（整体或归因于指定因素），是在人群层面上研究的问题。死亡率通常以每年每千人为单位来表示。死亡率有别于发病率，发病率是指一定规模的人群在一定时间内罹患该病新增加例数，而死亡率则表示一定规模的人群在一定时间内因该病死亡数。

通常粗死亡率（crude death rate，CDR）指一个地区在一定时期（通常为一年）内死亡人数与该地区同期总人数的比值。计算公式为：死亡率（‰）= 单位时间死亡个体数 / 单位时间种群的平均人数 ×1 000‰。广义的死亡率还包括粗死因别死亡率、年龄别死亡率和分年龄性别死亡率、婴儿（儿童、新生儿）死亡率等。其中后者与前几个的定义有较大区别，严格地说，应称为"婴儿（儿童、新生儿）死亡概率"。新生儿死亡率指每 1 000 名婴儿的死亡概率，分母为年度内出生总数，分子为同期内出生的未满 1 周岁的婴儿总数；对儿童则用死亡儿童的数量与人群内的所有儿童进行计算。标化死亡率（standardized mortality ratio，SMR）或特定年龄死亡率（age-specific mortality rate，ASMR）是指根据人群的年龄、性别等特征对死亡率进行标准化处理，ASMR 指特定年龄（例如 5 岁以下或 65 岁以上）中每 1 000 人的死亡总数。死亡率 = 一个地区单位时间死亡个体数 / 该地区单位时间中种群的平均人数（‰）。

死亡率是衡量人口健康状况的重要指标。过早死亡率可以评价一个地区的卫生健康水平和医疗服务质量。通常越发达的地区过早死亡率越低，越落后的地区过早死亡率越高。在生产力水平低下，医药卫生条件差的地方过早死亡率较高。19 世纪以前，世界各国的死亡率普遍在 30‰以上。中国在 1949 年以前死亡率长期处于较高水平，中华民国期间死亡率高达 28‰~ 33‰。中华人民共和国建立后，死亡率迅速下降：1949 年为 20‰，1957 年降到 10.80‰，1970 年降到 7.60‰，1977 年降到 6.87‰，1986 年为 6.69‰，1990 年为 6.28‰（王国强，2015）。死亡率的降低主要归因于传染性疾病的大幅度减少，而传染病发病率的下降和疫苗接种密切相关（Bin-Chia et al.，2015）。

死亡率的估计可通过疾病统计信息和开展专题的调查获得。计算年龄别死亡率在分析人口死亡状况时有重要意义。随着医疗卫生条件的逐步改善和预防接种的开展，死亡原因的排序发生了显著变化。WHO 估计 2008 年全球小于 5 岁的儿童中，有 19.9 万死于 Hib 感染，47.6 万死于肺炎链球菌感染，19.5 万死于百日咳，11.8 万死于麻疹，5.9 万新生儿死于破伤风（Dirmesropian et al.，2015；Geynisman et al.，2014），这些数据较 1978 年实施儿童计划免疫前有大幅度下降。2000 年全球 52.8 万儿童死于轮状病毒感染，2008 年为 45.3 万，2013 年下降为 21.5 万（国家卫生健康委员会，2018）。2016 年中国乙类传染病（除传染性非典型肺炎、脊髓灰质炎和白喉无发病、死亡报告外），共报告病例 3 063 021 例，死亡 23 174 人；报告发病率为 220.51/10 万，较 2017 年下降 0.7%；报告死亡率为 1.67/10 万，较 2017 年上升 17.2%（国家卫生健康委员会，2018），如表 4-1。

表4-1　2018年全国传染病总体发病、死亡情况以及疫苗可预防疾病发病、死亡情况统计表

病名	发病数（例）	死亡数（人）	发病率（/10 万）	死亡率（/10 万）
甲、乙、丙类总计	7 770 749	23 377	559.4101	1.6829
甲、乙类传染病合计	3 063 049	23 174	220.5065	1.6683
甲型肝炎	16 196	3	1.1659	0.0002
乙型肝炎	999 985	413	71.9881	0.0297
戊型肝炎	28 603	14	2.0591	0.001
麻疹	3 940	1	0.2836	0.0001
流行性出血热	11 966	97	0.8614	0.007
狂犬病	422	410	0.0304	0.0295
流行性乙型脑炎	1 800	135	0.1296	0.0097
肺结核	823 342	3 149	59.2717	0.2267
流行性脑脊髓膜炎	104	10	0.0075	0.0007
百日咳	22 057	2	1.5879	0.0001
新生儿破伤风	83	4	0.0052	0.0003
猩红热	78 864	0	5.6774	—
钩端螺旋体病	157	1	0.0113	0.0001
丙类传染病合计	4 707 700	203	338.9036	0.0146
流行性感冒	765 186	153	55.0851	0.011
流行性腮腺炎	259 071	0	18.6503	—
风疹	3 930	0	0.2829	—
手足口病	2 353 310	35	169.4129	0.0025

数据来源于：国家卫生健康委员会．2018 年全国法定传染病疫情概况，2019.

（四）伤残及病死

病死率（case fatality rate）表示一定时期内，因患某种疾病死亡的人占患病人总数的比例。一定时期对于病程较长的疾病可以是 1 年，病程短的可以是几个月、几天。病死率＝某时期内因某病死亡人数 / 同期患某病的人数 ×100%。病死率与死亡率之间的主要区别在于：①病死率用于描述某种特定疾病严重程度，而死亡率则指某时间死于某病的频率；②病死率表示确诊疾病的死亡概率，因此可反映疾病的严重程度；③病死率可反映诊治能力等医疗水平，通常多用于急性传染病，较少用于慢性病。孙谨芳等（孙谨芳 等，2015）估计，我国小于 1 岁儿童 Hib 脑膜炎病死率为 5.78%，1 ～ 4 岁儿童脑膜炎病死率为 3.85%。2015 年《中国卫生统计年鉴》显示，2014 年城市和农村居民肺炎病死率为 0.64%，平均住院天数为 7.90 天，人均医药费为 4 488.43 元（国家卫生和计划生育委员会，2015）。历史上白喉一直是最令人恐怖的儿童期疾病之一。破伤风通常是致死性的感染性疾病，病死率为 10% ～ 70%，2008 年有 5 万左右的新生儿死于破伤风。乙脑是一种由蚊类传播的疾病，发病后病死率较高（5% ～ 50%），约有 1/3 的幸存者愈后留下终生的神经、精神障碍。全世界每年产生 30 万～ 35 万流脑病例，总病死率为 5% ～ 10%。中国是流脑高发区，曾出现过 5 次大流行，发病率最高时达 403/10 万，病死率为 5.5%（孙谨芳 等，2015）。

伤残调整生命年（DALY）是疾病死亡损失的健康生命年和疾病伤残损失的健康生命年相结合的指标，是生命数量和生活质量以时间为单位的综合性指标。WHO 在 1993 年开展的关于全球疾病负担（global burden of disease，GBD）问题的研究中，应用 DALY 作为衡量疾病负担的单位。DALY 综合考虑了残疾和死亡两种健康损失，并赋以社会价值取向的信息，使之合理地表达疾病对人群健康的影响。计算给定人群的 DALY，就是将该人群的早亡损失生命年（YLL）和伤残损失生命年（YLD）进行综合计算，再以生命年的年龄相对值（年龄权数）和时间相对值（discounting rate，贴现率）做加权调整。DALY 指标由 4 方面构成，即：死亡损失的健康生命年、疾病后伤残状态下生存的非健康生命年相对于死亡损失的健康生命年的测量和转换、健康生命年的年龄相对重要性（年龄权数）和健康生命年的时间相对重要性（贴现率）。

于石成等（于石成 等，2015）对 2010 年四大类感染性疾病：① AIDS 与结核；②腹泻、下呼吸道感染、脑膜炎，以及其他常见的感染性疾病，包括霍乱、产肠毒素大肠杆菌感染、流感等；③被忽略的热带病与疟疾，包括疟疾、利什曼病、血吸虫病等；④其他感染性疾病，包括性传播疾病、病毒性肝炎等的情况和1990年发病、死亡和疾病负担情况进行了比较。对共54种感染性疾病的疾病负担研究发现，2010年DALY为1949.22万人年，标化DALY率1 440.75/10万，YLL为1 204.57万人年，标化YLL率891.87/10万，YLD为744.65万人年，标化YLD率为548.89/10万。从标化率来看，2010年5岁以下儿童传染病发病情况严重，造成的死亡、伤残情况也较严重，详见表4-2和表4-3。

（五）数据来源

疾病监测、疾病统计、现况调查等统计和研究方法常用于估计疾病负担（王滨有，2004）。国家疾病监测信息系统常规疾病报告数据常用于确定疾病发病率、死亡率。在缺少疾病监测系统和诊断条件的地区，很难确定真实的疾病负担，如肺炎链球菌所致疾病负担，只有在住院时才能对大多数SP感染儿童进行诊断（Puluotejin，2011）。除疾病监测信息系统常规疾病报告外，像轮状病毒和侵袭性细菌所致疾病一般不会局部暴发，也不是力求消除的疾病，可以采用哨点监测的方式。哨点监测指在固定地点、固定时间内连续收集特定人群中疾病流行状况及相关信息，以获知该地疾病流行趋势，并为预防控制及效果评估等提供依据的一种快速、简便、经济的流行病学监测方法（詹思延等，2012）。哨点检测可将具备检测能力的实验室和医院纳入疾病监测网络，及时发现、诊断和报告病例和暴发，严密监控疾病临床、流行病学和病毒学特征变化。另外一些疾病，如乙脑、伤寒在同一国家不同地区间发病率差异较大，需要覆盖全国的监测系统，检测疑似病例样本，确定高危人群、发病时间和地点。这些监测数据也可以评估疫苗接种率的影响，以便开展疫苗接种。

疾病监测数据是确定疾病负担时最常用的，但存在一定局限性：第一，可能存在报告率低、漏报问题。第二，相同疾病可以由不同病原微生物引起，例如肺炎、腹泻可以由多种病原体引起，需要经过实验室诊断来估计特定病原体的疾病负担；但许多地区微生物诊断技术有限，即使具有实验室诊断能力和快速诊断设备，有些肺炎依然无法确定致病菌。第三，实验室不能找出人群中的所有病例；第四，受监测方法的影响，由于分母无法统计而无法计算发病率。WHO依据各国人口统计数据、重要登记数据、免疫覆盖率、临床研究等各种来源的数据，利用特定研究、数学模型等方法估计各国疫苗可预防疾病负担（Dirmesropian et al.，2015），如轮状病毒、Hib、肺炎链球菌和脑膜炎奈瑟球菌感染，以及宫颈癌的疾病负担。虽然监测数据存在以上局限性，却可以提供疾病严重性信息、识别高危

表4-2 中国1990和2010年不同性别人群感染性疾病发病、死亡情况和疾病负担比较

性别	年份	发病数（万例）	标化发病率（/10万）	死亡数（万例）	标化死亡率（/10万）	DALY（万人年）	标化DALY率（年/10万）	YLL（万人年）	标化YLL率（/10万）	YLD（万人年）	标化YLD率（/10万）
男性											
	1990年	152 803.64	234 351.04	46.26	83.84	3 352.52	4 498.28	2 624.40	3 294.06	728.12	1 204.23
	2010年	154 055.67	215 804.11	23.26	58.95	1 220.54	1 754.08	773.57	1 123.93	446.97	630.15
	增量	1 252.03	-18 546.93	-23.00	-24.89	-2 131.98	-2 744.20	-1 850.83	-2 170.13	-281.15	-574.08
	增幅（%）	0.82	-7.91	-49.72	-29.69	-63.59	-61.01	-70.52	-65.88	-38.61	-47.67
女性											
	1990年	153 943.29	251 494.03	36.17	61.12	2 541.25	3 466.20	2 026.00	2 558.36	515.24	907.83
	2010年	152 542.91	233 727.56	15.61	15.15	728.68	1 110.90	431.00	651.07	297.67	459.83
	增量	-1 400.38	-17 766.47	-20.56	-45.97	-1 812.57	-2 355.30	-1 595.00	-1 907.29	-217.57	-448.00
	增幅（%）	-0.91	-7.06	-56.84	-75.21	-71.33	-67.95	-78.73	-74.55	-42.23	-49.35
合计											
	1990年	306 746.92	242 669.34	82.43	72.27	5 893.77	3 992.85	4 650.41	2 932.99	1 243.36	1 059.86
	2010年	306 598.58	224 351.66	38.86	30.74	1 949.22	1 440.75	1 204.57	891.87	744.65	548.89
	增量	-148.34	-18 317.68	-43.57	-41.53	-3 944.55	-2 552.10	-3 445.84	-2 041.12	-498.71	-510.97
	增幅（%）	-0.05	-7.55	-52.86	-57.47	-66.93	-63.92	-74.10	-69.59	-40.11	-48.21

注：DALY，伤残调整生命年；YLL，早亡损失生命年；YLD，伤残损失生命年。
数据来源于：于石成，周脉耕，刘世炜，等. 中国1990与2010年感染性疾病的疾病负担研究. 中华预防医学杂志, 2015, a: 621-624.（转载已获授权）

表4-3　中国1990和2010年不同年龄人群感染性疾病发病、死亡情况和疾病负担比较

年龄组（岁）	年份	发病数（万例）	发病率（/10万）	死亡数（万例）	标化死亡率（/10万）	DALY（万人年）	标化DALY率（年/10万）	YLL（万人年）	标化YLL率（/10万）	YLD（万人年）	标化YLD率（/10万）
<5	1990年	67 045.05	1 127 795.48	38.35	322.04	3 452.24	28 989.64	3 272.62	27 481.31	179.62	1 508.32
	2010年	41 282.27	1 007 657.12	4.21	51.23	463.69	5 641.08	359.16	6 369.42	104.53	1 271.67
	增量	-25 762.78	-120 138.36	-34.14	-270.81	-2 988.55	-23 348.56	-2 913.46	-23 111.89	-75.09	-236.65
	增幅（%）	-38.43	-10.65	-89.02	-84.09	-86.57	-80.54	-89.03	-84.10	-41.80	-15.69
5 ~ 14	1990年	62 729.35	633 867.47	2.50	12.62	468.28	2 363.21	192.30	970.46	275.98	1 392.75
	2010年	53 861.04	603 234.02	0.59	3.30	164.88	919.23	45.28	252.45	119.60	666.78
	增量	-8 868.31	-30 633.45	-1.91	-9.32	-303.40	-1 443.98	-147.02	-718.01	-156.38	-725.97
	增幅（%）	-14.14	-4.83	-76.40	-73.85	-64.79	-61.10	-76.45	-73.99	-56.66	-52.12
15 ~ 49	1990年	142 483.65	449 289.07	12.36	19.46	1 237.52	1 948.23	653.19	1 028.32	584.33	919.90
	2010年	157 258.00	417 865.29	7.89	10.48	734.91	974.87	390.06	517.42	344.85	457.45
	增量	14 774.35	-31 423.78	-4.47	-8.98	-502.61	-973.36	-263.13	-510.90	-239.48	-462.45
	增幅（%）	10.37	-6.99	-36.17	-46.15	-40.61	-49.96	-40.28	-49.68	-40.98	-50.27
50 ~ 69	1990年	24 621.67	335 276.56	12.88	87.59	499.11	3 395.22	347.22	2 361.95	151.89	1 033.26
	2010年	38 617.24	302 243.34	8.62	33.69	360.96	1 411.79	234.51	917.21	126.45	494.58
	增量	13 995.57	-33 033.22	-4.26	-53.90	-138.15	-1 983.43	-112.71	-1 444.74	-25.44	-538.68
	增幅（%）	56.84	-9.85	-33.07	-61.54	-27.68	-58.42	-32.46	-61.17	-16.75	-52.13
≥ 70	1990年	9 867.20	465 647.58	16.34	387.88	236.62	5 616.76	185.07	4 393.21	51.54	1 223.54
	2010年	15 580.03	438 363.52	17.55	247.77	224.78	3 172.70	175.56	2 478.04	49.21	694.66
	增量	5 712.83	-27 284.06	1.21	-140.11	-11.84	-2 444.06	-9.51	-1 915.17	-2.33	-528.88
	增幅（%）	57.90	-5.86	7.41	-36.12	-5.00	-43.51	-5.14	-43.59	-4.52	-43.23

注：DALY，伤残调整生命年，YLL，早亡损失生命年，YLD，伤残损失生命年。

数据来源于于石成，周脉耕，刘也徐，等. 中国1990与2010年感染性疾病的疾病负担研究. 中华预防医学杂志，2015，a：621-624.（转载已获授权）

人群和地区、指导疫苗的使用、预测疾病的流行趋势、为评估防控策略和措施的有效性提供依据。要监测疾病负担的影响，最好在开始纳入新疫苗之前就开展监测，作为丌展免疫接种后的基线数据，以做比较。以下是 WHO 建立的 2 个监测疫苗可预防疾病的监测网络。

1.轮状病毒与全球疫苗可预防侵入性细菌疾病（the global invasive bacterial vaccine preventable diseases，IB-VPD）哨点监测与实验室网络 WHO 制定了标准化的实验室操作程序与数据收集方法，制定了质量保证 / 质量控制系统，对各国提供技术支持和培训。此哨点监测用于监测进入哨点医院就诊的腹泻患者、疑似脑膜炎的儿童的特征和疾病病原体，采用实验室诊断技术确诊，可以收集到计算发病率的分子信息。脑膜炎监测网络给出了如何计算产生分子的具有感染风险的儿童群体的人数（分母）的方法。然后用分子、分母来估算某一儿童群体的年住院率。计算参数需要收集疑似病例的信息，采用作图法划定医院的聚集区（累计病例数占总数 80% 的区），找出聚集区内的哨点监测医院和接纳哨点监测医院疑似病例数达10% 以上的非哨点监测医院，计算发病率的最终分母：

$$e = d \times t，其中 d = a / (a + b) \times c$$

a 是收集的聚集区内上报的 5 岁以下儿童疑似病例数目，b 是纳入的非哨点医院接诊的疑似病例数，c 是聚集区内 5 岁以下人口总数，t 为监测时间。

发病密度 $R = a/e \times 10^5/10$ 万（Helen and Ann，2014；Elisabeth et al.，2013；Ott Jördis J et al.，2013）

2.麻疹和风疹实验室监测网络 全球麻疹和风疹实验室网络是在全球脊髓灰质炎实验室网络基础上发展起来的。至 2013 年，164 个国家建立了 696 个实验室，其中许多实验室还负责基于实验室的疫苗可预防疾病监测。发病后 28 天内通过疑似病例的血清特异性 IgM 抗体检测来确诊麻疹病例。大多数国家实验室使用标准化的、有效的 ELISA 检测方法，这些检测方法简单快速，在实验室样品到达后3 ~ 4 小时内就可以得到结果。风疹监测常常与麻疹监测结合在一起，可以获得流行病学和疾病负担数据（Isabel et al.，2013）。

四、疫苗接种率评价

（一）常规监测和统计

疫苗接种（覆盖）率的指标是评价目标人群中有多少比例的人接种了疫苗。接种率的评价是疫苗上市后最直接和最简单的评价指标。评价疫苗的接种率，不仅能评价疫苗的接受程度，还能发现影响疫苗接种的因素。大部分情况下，使用上报的统计数据来确定疫苗接种率，接种率数据可为制定免疫规划工作计划和制定实施策略提供直接和及时的证据。当一个新的疫苗上市后，为了客观分析新疫苗引入后接种率的高低及影响因素，不仅需要掌握新疫苗的接种状态，还需要掌握脱漏情况，对当时使用的疫苗接种率和脱漏率与前一年同期的接种率和脱漏率进行比较。例如，如果评估是在 8 月份进行的，则上一年度接种率和脱漏率也应调整、标化，以反映 1 月至 8 月期间的接种情况。如果使用联合疫苗，应计算包含单个疫苗成分的覆盖率。疫苗接种接种率的数据源来源：① 卫生行政部门统计数据；② 免疫接种调查数据；③ 医疗卫生机构登记数据。脱漏率是初始接种疫苗的人群与按程序完成全程疫苗接种的人群的接种百分比之差，对衡量疫苗接种接受程度和规划实施情况具有重要意义。评价脱漏率有时可能比评价接种率更容易，它与接种率的数据来源一样，利用统计报告数据或免疫服务调查数据，可以进行评价。虽然免疫接种率衡量的是人们获得免疫服务的程度和覆盖面，但脱漏率衡量的往往是人们所认为的服务质量和接受度。此外，在评价接种率时，还需要了解疫苗的管理，尤其是冷链管理情况。为了评价疫苗的可获得性，有时还需要对疫苗管理、运输和物流方面进行评价。

（二）数据的审计和评估

常规免疫接种率监测是免疫规划工作的基础，利用真实可靠的接种率监测数据，能正确评价适龄儿童常规免疫完成情况，及时发现接种的问题，从而尽早采取针对性措施，提高和保持高水平接种率。但是，常规疫苗接种率数据报告质量可能存在问题，需要在利用数据时进行审计和评估。一般情况下通过报告及时率、报告完整率以及报告准确率对常规免疫接种率监测进行一般性评价，通过接种率调查、评价 D 值（difference）和 R 值（ratio）等方法对其进行质量评估；但还是往往难以识别低接种地区，且缺乏系统的、标准化的常规免疫接种率监测质量评估方法。

WHO 在 2003 年和 2005 年先后开发了预防接种数据质量审计（immunization data quality audit，DQA）方法和预防接种数据质量自我评估（immunization data quality self-assessment，DQS）工具，用以判定常规免疫接种率监测系统是否可靠，评价免疫服务方面的质量（张玫，2015）。

中国 CDC 借鉴 WHO 开发的 DQA 和 DQS 评价思路、指标和方法，运用德尔菲专家咨询法（delphi method）开发了中国常规免疫接种率监测质量评估指标和方法，通过对县、乡级常规免疫接种率监测质量进行现场评估，评价各项评估指标的适用性。选择 11 种评价指标作为常规免疫接种率监测质量评估指标，分别为常规免疫监测报告完整率、报告及时率、验证系数（验证报告数据的一致性）、预防接种预约正确性、可靠系数（评价报告数据的可靠性）、预防接种卡可靠性、预防接种证可靠性、预防接种基本信息一致性、接种史一致性、质量指数、疫苗脱漏率（张玫，2016）。

（三）接种率的抽样调查

纳入国家免疫规划管理的疫苗都有接种的监测管理系统，能定期收集接种单位报告的接种信息。但是，监测数据往往来自于被动的报告系统，接种率和实际接种水平之间有出入。因此，在评价疫苗的接种率时，都采用横断面调查方法进行校验（Nyaaba et al.，2017）。现在应用横断面调查方法估计人群接种率的评价越来越多，研究设计同流行病学其他方法一样（曹雷等，2014）。例如，为了解 1 ~ 2 岁儿童扩大国家免疫规划（National Immunization Program，NIP）疫苗接种率现况，特别是 2008 年新纳入 NIP 的疫苗接种率情况，中国 CDC 采用分层整群随机抽样方法，结合各地麻疹发病率水平随机抽取全国 32 个县、160 个乡、480 个村的 4 681 名儿童，入户用问卷调查 1 ~ 2 岁儿童 NIP 疫苗接种情况。调查结果显示儿童 1 剂次卡介苗（BCG）、3 剂次口服脊髓灰质炎减毒活疫苗（OPV3）、3 剂次百白破联合疫苗（DTP3）、1 剂次含麻疹成分疫苗（MCV1）（以上简称四苗）、3 剂乙型肝炎疫苗（HepB3）（以上简称五苗）的全程免疫接种率分别为 99.79%、99.74%、99.44%、99.42%、99.49%，四苗和五苗的全程接种率为 98.95%、98.74%（曹雷 等，2012）。

此外，还可通过电话调查、互联网调查等评价疫苗的接种率（Hartzler and Wetter，2014；王小玲 等，2012）。这些新的调查方法较传统的方法便捷、经济，能快速得到接种率的估计值，有很好的发展前景。但是，新的调查方法不能保证调查对象的身份特征和应答结果的一致性，不能排除信息偏倚以及选择偏倚对评价结果的干扰。因此，使用互联网调查时，应注意研究设计时尽量减少以上因素对评价结果的影响。下面介绍两种传统的接种率调查方法。

1. 容量概率抽样调查法 容量概率（probability proportional to size，PPS）抽样调查法是指按规模大小成比例的概率抽样，简称为 PPS 抽样。它是一种使用辅助信息，从而使每个单位均有按其规模大小成比例地被抽中概率的一种抽样方式。PPS 抽样是按概率比例抽样，属于概率抽样中的一种，是指在多阶段抽样中，尤其是二阶段抽样中，初级抽样单位被抽中的概率取决于其初级抽样单位的规模大小。初级抽样单位规模越大，被抽中的机会就越大；初级抽样单位规模越小，被抽中的概率就越小。PPS 抽样就是将总体按一种准确的标准划分出容量不等的、具有相同特征的单位，是根据样本量在总体中按不同比例分配而进行的抽样。

PPS 抽样在社会、经济和人口调查中经常使用。PPS 抽样是一种分层抽样与简单随机抽样或者不等比例抽样相配合的两阶段抽样，有时也进一步进行多阶段抽样。在第一阶段，根据样本所在层或群的大小，给予各个层或群不同的入选概率，然后在第二阶段的各个层或群内以等样本量的方法抽取样本。这种方法最根本的优点是能够较大程度地提高抽样精度，较好地推论总体。PPS 抽样具体的做法为首先确定初级抽样单位（primary sampling unit，PSU），PSU 可以是固定的常规单位，确定 PSU 需要有这些初级抽样单位的具体名录，以及每个初级抽样单位中被调查人员的具体数目。其次，确定抽取哪些初级抽样单位，如果初级抽样单位比较少，可以全部抽取，如果初级抽样单位太多，则可以随机抽取部分的抽样单位。然后，在选取的初级抽样单位中选择具体的调查对象。

例如，假设要从全市 200 个社区，总共 40 万人中，抽取 2 000 名儿童进行调查。采取多段抽样的方法，首先从 200 个社区中随机抽取若干点，如抽取 20 个社区；然后再从这 20 个社区中分别抽取 100 名儿童（$20 \times 100 = 2\,000$）构成样本。需要注意的是，这 100 个社区所辖的人群规模是不同的：最大的社区多达 16 000 名儿童，而最小的社区则只有 200 名儿童。如果这样的两个社区都选入第一阶段的样本（即都进入 20 个抽样的样本），那么它们在第一阶段的入选概率是相同的，即都为 $20 \div 200 = 10\%$；但第二阶段从每个社区中抽取儿童时，这两个社区中每个儿童被抽中的概率却大不一样：前者的概率为 $100 \div 16\,000 = 0.62\%$，而后者的概率则为 $100 \div 200 = 50\%$。这样，规模大的社区中每个儿童被抽中的概率则为 $10\% \times 0.62\% = 0.062\%$，而规模小的社区中每个儿童被抽中的概率为 $10\% \times 50\% = 5\%$；规模大的社区中的儿童相对于规模小的社区中的儿童来说，他们被抽中的概率要小得多（后者是前者的 80 倍）。为了解决这一问题，可以采用 PPS 的方法，首先将各个社区排列起来，然后写出它们的人口数、计算它们的人口数在总体人口中所占的比例，再将它们的比例累计起来。利用抽样间隔，从社区列表中选择 10 个社区，因为每个社区可能被抽中的概率大小取决于其人口容量：人口多的社区，最有可能被作为抽样单位；人口数大于抽样间隔的社区，可能被抽中 2 次以上。第一阶段抽样的社区确定后，再从所选样本中进行第二阶段抽样（即从每个被抽中的社区中抽取 100 名儿童）。有些特别大的社区还可能抽到不止一个号码，如抽到 2 个号码。那么在第二阶段抽样中，就要从该社区中抽取 100×2=200 名儿童。由于规模大的社区在第一阶段抽样时被抽中的概率大于规模小的社区，这样就补偿了第二阶段抽样时规模大的社区中每个职工被抽中的概率小的情况，使得无论规模大还是规模小的企业中，每个儿童总的被抽中的概率相同。疫苗接种率 PPS 法，是 WHO 推荐的标准组群抽样法，通常评价人群数在 10 万人以上的地区，适用于较大人群的儿童接种率评价。通常第一步先抽取 30 个抽样单位，第二步在每个抽样单位中随机选择 7 名适龄儿童，总共调查 210 名儿童（骆晓艳 等，2013）。

2. 批质量保证抽样调查法　批质量保证抽样（lot quality assurance sampling，LQAS）最初是用于对工业产品进行质量监督的一种方法，20 世纪 80 年代初开始用于卫生项目评价，特别是儿童免疫规划接种率的评价。在 LQAS 抽样调查中，所谓"批"是指在抽样研究中的一个已定义的组群单位，例如 1 个初级卫生保健（Primary Health Care，PHC）单位、1 个乡和 1 个社区等。LQAS 在抽样研究前事先需确定从每个"批"中抽样的数量和可允许的未接种人数的上限和（或）下限标准，再通过抽样获得的样本来判定这个"批"是否符合既定的标准。超过既定标准可判定为这个"批"不合格，反之可判定为合格。

LQAS 的特点：①快速、简便、易操作，可对每次接种活动做出及时的评价。无论所研究的总体大小，LQAS 只需抽取一个小样本进行研究。② 在接种率评价中，主要用于接种率的监督保证，而不是精确估计每个批量的接种率高低。③ LQAS 的多次研究结果具有可加性，例如可将各社区样本的结果累积相加，然后计算该地区的免疫接种覆盖率。因此，LQAS 的抽样研究可一次完成，也可根据不同的情况分 2 次或多次完成。对于公共卫生管理部门和卫生政策的决策者来说，LQAS 可提供以下 4 个方面的帮助：①评价免疫服务是否及时落实到了社区；②决定是否有足够的人群接受了免疫服务；③判定是否正确地提供了免疫服务；④分析免疫服务是否取得了预期的效果。

同所有的抽样研究一样，LQAS 研究也存在着抽样误差的问题。在判断一个"批"是否合格时，由于抽样误差的存在则可能导致误判。假设所判定的"批"实际上是合格的，而错误地将其判定为不合格而加以拒绝，这种错误在统计学上称为Ⅰ类错误，也称为"拒真"错误，或 α 错误。在 LQAS 中，由这种错误所产生的风险称为供方风险，其结果导致决策者或卫生服务提供者的错误投入，造成卫生资源的浪费。在统计学上，Ⅰ类错误的概率值一般定为 0.05，理论上是指在 100 次抽样研究中发生此类的错误≤ 5 次。1-α 则为"拒真"正确的概率，也称为检验的信度。同理，如果被检测的一个"批"实际上并不合格，却未拒绝合格的假设而错误地接受它时，这种错误在统计学上称为Ⅱ类错误，也称为"纳伪"错误，或 β 错误。在 LQAS 中，由这种错误所产生的风险称为受方风险，其结果导致消费方或社区人群的健康损失。在统计学上，Ⅱ类错误的概率大小很难确定，一般可根据研究的需要，通过权衡 α 值的大小来确定。$1-\beta$ 为检验的效能，也称为把握度。供方风险和受方风险是一对矛盾。减少一方的风险，就意味着提高了另外一方的风险，决策者只能根据自己的需要来确定侧重于某一方面。如果决策者的目的是优先促进低标准的社区，以确保有限的卫生资源能得到充分有效的利用，则首先应考虑在分类系统中选取一个上限标准（例如免疫覆盖率定为 90% 时为低危险社区），同时可选择较小的样本量，并放宽样本中可允许的未接种人数。这样做的结果降低了供方风险，但需以增加受方的风险为代价。反之，如果决策者的目的是出于尽可能地发现预防接种不好的地区，或必须要考虑受方风险，则首先应在分类系统中选取一个下限标准。

　　LQAS 抽样方法在免疫规划覆盖率调查经常使用（罗凤基 等，2003），在调查人群免疫覆盖率是否低于某一阈值所需最小样本数的取决条件：①社区中的目标对象数 N，即某个"批"或社区目标对象的总体数。当 N 较少时，如 $N < 100$，应用超几何概率分布来计算样本例数为 n 时，抽得未接种人数（d）的概率；而当 N 较大时，如 $N \geqslant 100$，且 $n/N < 0.1$ 时，超几何概率分布近似于二项分布。在样本例数为 n 时，抽得未接种人数 d 的概率可通过二项分布来计算。②所允许的未接种人群的比例 P_0。③样本中所允许的未接种的人数 d。④样本中Ⅰ类错误的概率 α 和Ⅱ类错误的概率 β。在一般情况下，α 取 0.05，单侧；β 取 0.1。有了上述条件，就可通过直接计算概率法来确定一次抽样所需的最小样本数量。

$$Pa = n! / a! (n-a)! \times P_a \times q_{n-a}$$

　　式中：Pa 为在样本含量 n 中所抽得的接种人数为 a 的概率，P 为实际覆盖率，q 为实际未免疫覆盖率。假设某乡有 12 ~ 23 月龄儿童 1 000 人，为了解免疫覆盖率是否达到了 90% 的目标（无免疫覆盖率 $P_0 = 0.10$，单侧，$\alpha = 0.05$），允许的未接种儿童数 ≤ 1 人，需随机抽取多少名儿童？则若抽取样本 n 为 40 时，可抽得未接种人数 ≤ 1 的概率为：$P_{40} + P_{39} = 0.014\ 8 + 0.066 = 0.08$。其结果仍然 > 0.05，但已接近 0.05，故继续扩大样本量到 45 人（罗凤基 等，2003）。

五、上市后疫苗安全性评价

　　疫苗安全性评估是疫苗上市后评价的重要组成部分。当疫苗接种率达到并维持一定水平，疫苗可预防疾病（VPDs）降低至一定程度后，公众对接种疫苗后疑似预防接种异常反应（AEFI）的关注程度会随之增加。接种疫苗后的 AEFI，不论与疫苗有无因果关联，对预防接种工作都能产生破坏性的效果，严重 AEFI 或群体性 AEFI 可能严重影响公众对预防接种的信心，导致疫苗接种率下降，从而导致 VPDs 暴发和流行。为了确保上市后疫苗的安全性，维持公众对疫苗接种的信心，有必要开展疫苗的安全性评估。而上市前疫苗临床试验（Ⅰ期～Ⅲ期）能发现常见的 AEFI，但受到研究对象数量、随访时间等限制，通常很难侦测到发生概率极低的罕见的 AEFI。因此必须开展上市后疫苗安全性评价。通常，开展上市后疫苗安全性评价的手段包括 AEFI 的被动监测、主动监测和针对性的流行病学研究。被动的 AEFI 监测是自发的 AEFI 报告，其主要目的是侦测未知的 AEFI 或已知 AEFI 的变化。很多国家根据自身公共卫生监测环境不同，建立了不同的 AEFI 被动监测系统，有的为单独的疫苗安全性被动监测系统，如美国的疫苗不良事件报告系统（vaccine adverse events reporting system，VAERS）（Braun and Ellenberg，1997）。

随着新药品注册办法的实施，安全性问题越来越重要。疑似预防接种异常反应是指在预防接种后发生的怀疑与预防接种有关的反应或事件。疑似预防接种异常反应经过调查诊断分析，按发生原因分成以下 5 种类型：不良反应（一般反应、局部反应）、疫苗质量事故、预防接种事故、偶合症、心因性反应（WHO，2012）。疫苗的不良反应可分为两大类：一般反应和异常反应。一般反应是在预防接种后发生的、由疫苗本身所固有的特性引起的、对机体只会造成一过性生理功能障碍的反应，主要有发热、局部红肿、硬结，同时可能伴有全身不适、倦怠、食欲缺乏、乏力等综合症状。局部反应是最常见的一般反应，如注射部位疼痛、水肿、发红等，通常发生在注射后的几小时内，一般比较轻微而且是局限的。异常反应是合格的疫苗在实施规范接种过程中或接种后造成受种者机体组织器官、功能损害，相关各方均无过错的药品不良反应。异常反应包括比较严重的全身反应和过敏反应。过敏反应最严重，发生率较低。全身反应是无特异性的反应，包括发热、不适、肌肉疼痛、头痛、食欲减退等。这些症状常见而无特异性，可以由于疫苗接种而发生，也可以因为与疫苗无关的情况而产生，如伴随病毒感染。过敏反应可以由疫苗抗原本身或疫苗的一些其他成分引起，如细胞培养物质、稳定剂、防腐剂或抑制细菌生长的抗生素等。疫苗引起的严重过敏反应可能会危及生命，但其发生率极低。过敏的风险可以通过接种前的筛检减少到最低。AEFI 如果造成死亡、威胁生命、需要住院治疗或者现住院时间延长、造成持续的或显著的残疾 / 失能、造成先天异常或缺陷，需要干预措施来预防永久性损害或伤害，即视为严重 AEFI。

疫苗的安全性分析，通常是对不良事件和不良反应的发生率和严重程度等基本情况的描述和分析。参照国家食品药品监督管理局（State Food and Drug Administration，SFDA）2005 年发布的《预防用疫苗临床试验的不良反应分级标准指导原则》，临床试验中应该主动监测和随访疫苗的安全性，事先明确接种疫苗后的评估时间。接种大部分灭活和重组疫苗的主动监测时间不少于 7 日，减毒活疫苗不少于 14 日，30 日内受试者自动报告。长期随访可在整个研究人群或一个相关亚群中进行。我国疫苗上市后的安全性评估方法主要为 AEFI 的被动监测、主动监测和针对性的流行病学研究（武文娣 等，2016）。

（一）被动监测

被动监测依靠自发报告系统监测疫苗上市后的安全性，任何人发现疫苗相关的事件均可以报告到自发报告系统。被动监测覆盖人群广泛，能相对快速地发现疫苗未知的、罕见的不良反应（武文娣 等，2016；Griffin et al.，2009），是全球广泛采用的开展疫苗上市后 AEFI 监测的常用方法，但是被动监测仍存在报告信息不完整、因果关联性不确定、漏报率高、报告偏倚（越严重的事件越易被上报）、无法精确估算不良事件发生率（Griffin et al.，2009；王亚丽 等，2015）等缺点。因此，可疑信号需要通过主动监测或流行病学研究来进一步确定和验证。我国疫苗不良事件自发报告系统（全国疑似预防接种异常反应信息管理系统，China National AEFI Information System，CNAEFIS）始建于 2005 年，2010 年 6 月卫生部下发了《全国疑似预防接种异常反应监测方案》（卫生部办公厅和国家食品药品监督管理局办公室，2011），全国各级疾控中心负责网络系统的维护和病例的审核、调查和汇总，和各级药品不良反应监测中心一起负责安全性信号的发现和分析。

比值失衡分析法侦测不良信号是最常用的评价方法。早期疫苗安全性信号侦测对确保疫苗安全十分重要。被动监测系统上报的数据分析存在以下挑战：第一，无法获得分母信息，不能计算不良事件发生率，也无法获得统计数据分析所需的额外信息，如一般人口学特征分布情况。第二，缺少合适的对照。临床试验会有安慰剂对照组用于估计基线风险水平，但是监测数据却无法实现。鉴别上报的不良事件的潜在的风险信号，需比较在有和没有接种所研究疫苗的情况下预防接种异常反应信号发生率。比值失衡分析（dispro-portionality analysis，DPA）作为常见的安全性信号数据挖掘技术被广泛应用于疫苗的安全性信号侦测。DPA 可以实现在诸多的预防接种异常反应中，找出疫苗引起的预防接种异常反应，观察不同分层变量之间疫苗引起的预防接种异常反应时间变化趋势。

1. 基本原理（以接种疫苗为例）　一个病例可以有多个不良事件（疑似预防接种异常反应）发生，不良事件也可能因接种多种药物（疫苗）引起（Zink et al., 2013），如图 4-1。DPA 方法假设所有疫苗不良反应分布均衡，若与其他疫苗比，研究的疫苗引起的不良反应与预期情况相比比例失衡，提示为可疑信号。

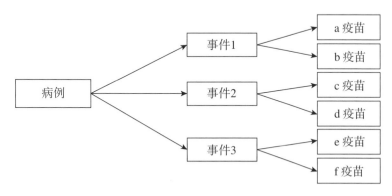

图 4-1　典型病例报告数据结构

2. 指标及计算方法　DPA 包括比例报告比值比（proportional reporting ratio，PRR）法、报告比值比（reporting odds ratio，ROR）法、综合标准法和贝叶斯可信传播神经网络（bayesian confidence propagation neural network，BCPNN）法和模糊贝叶斯伽马-泊松收缩（empirical bayes gamma-poisson shrinker，GPS）论四种方法（Zink et al., 2013）。在被动 AEFI 监测系统中，DPA 分析的数据可以整理为以下列联表，如表 4-4。

表4-4　h层疫苗i事件j列联表（Zink et al.，2013；武文娣和刘大卫，2015）

疫苗	不良反应事件		合计
	特定诊断	其他诊断	
特定疫苗	n_{hij}	$n_{hi} - n_{hij}$	n_{hi}
其他疫苗	$n_{hj} - n_{hij}$	$N_h - n_{hi} - n_{hj} + n_{hij}$	$N_h - n_{hi}$
合计	n_{hj}	$N_h - n_{hj}$	N_h

（1）PRR 法：指关注的某疫苗的某报告事件占该疫苗所有报告事件数的比例与其他疫苗的某报告事件占其他疫苗的其他所有事件的比例的比值，因其不需要分母，故不用考虑有多少人真正服用药物。计算公式如下：

$$PRR = \frac{n_{hij}/[n_{hij}+(n_{hi}-n_{hij})]}{(n_{hj}-n_{hij})/[(n_{hj}-n_{hij})+(N_h-n_{hi}-n_{hj}+n_{hij})]}$$

（2）ROR 法计算公式如下：

$$ROR = \frac{n_{hij}/(n_{hj}-n_{hij})}{(n_{hj}-n_{hij})/(N_h-n_{hi}-n_{hj}+n_{hij})}$$

（3）BCPNN 法：BCPNN 法估算信息组件（information component，IC）来代表关联强度。计算公式如下：

$$IC = \log_2 RRR$$

（4）GPS 论：GPS 论假设疫苗引起的不良事件被临床诊断的发生是小概率事件，符合泊松随机分布。疫苗引起的不良事件被临床诊断的相对报告率用 λ 表示。计算公式如下：

$$\lambda = \frac{\mu}{\hat{E}}$$

$$\hat{E} = \frac{(n_{hj}-n_{hij}) \times (n_{hj}-n_{hij})}{(N_h-n_{hi}-n_{hj}+n_{hij})}$$

μ 为泊松分布的均数，E 为当疫苗引起的不良事件和临床诊断相互独立时预期疫苗引起的不良事件被临床诊断的预期报告数。根据贝叶斯方法，GPS 在估算风险时使用经验贝叶斯几何均数 [empirical bayesian geometric mean，EBGM；EBGM=$e^{E(\log\lambda)}$]

　　4 种方法判断疑似预防接种异常反应的条件为 95%CI 下限值大于 1，意味着疫苗引起的特定事件发生大于预期值，通常不良信号产生要综合考虑事件发生数目以及下限值大小。一般下限值大于 1 意味着注射疫苗与发生特定事件的比例失衡（接种疫苗引起的特定事件超过预期），例如下限值为 2 意味着，特定事件的发生超出预期 2 倍。

　　Zink 等（Zink et al.，2013）利用自发报告的不良事件情况对 17 种药物安全性进行研究，采用 BCPNN 法分析药物引起的呼吸困难事件的气泡图，气泡的大小表示事件发生的频率，出现在左侧图中竖线（BCPNN 统计量 95%CI 的下限）右侧的点是异常信号。右侧是按照性别分层的结果，点的大小表示事件发生频率（图 4-2）。

　　图 4-3 中标出了药物引起的呼吸困难事件数目随时间变化情况，也标出了 BCPNN 统计量 95%CI 的下限，及不良信号预警线。可见直观看到 A 药物引起的呼吸困难事件最初是比例失衡的（超出预期），后来此现象消失；而 C 药物引起的

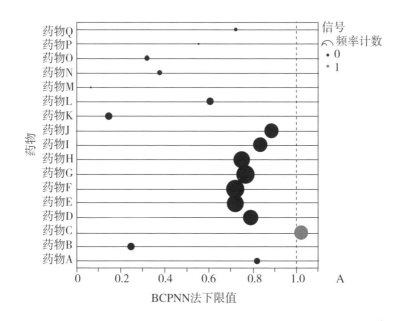

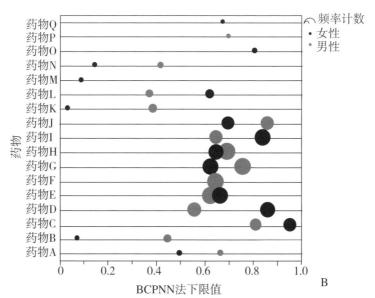

图 4-2　Zink 等（Zink et al.，2013）使用 DPA 方法对 17 种药物的安全性研究

引自 Zink RC，Huang Q，Zang LY，et al. Statistical and graphical approaches for disproportionality analysis of spontaneously-reported adverse events in pharmacovigilance. Chin J Natur Med，2013，11（3）：314-320.

呼吸困难事件自 2004 年起开始比例失衡，持续至今。

武文娣等（武文娣和刘大卫，2015）利用 DPA 对 2011—2013 年中国"疑似

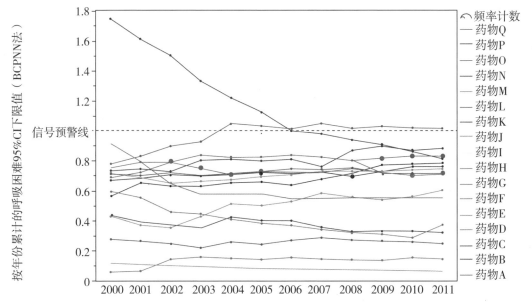

彩图 4-3　采用 BCPNN 法分析药物引起的呼吸困难事件的线图

引自：Zink RC，Huang Q，Zhang LY et al. Statistical and graphical approaches for disproportionality analysis of spontaneously-reported adverse events in pharmacovigilance. Chin J Natur Med,2013,11(3)：314-320.

预防接种异常反应信息管理系统"中无细胞百白破联合疫苗和灭活乙脑减毒活疫苗预防接种异常反应的可疑信号进行了初步分析（表 4-5），证实了 DPA 在中国"疑似预防接种异常反应信息管理系统"（Information Management System，IMS）中的实用性（武文娣和刘大卫，2015；Wendi et al.，2017）。

表4-5　武文娣等用4种方法对2011—2013年发现的DTaP可疑信号的分析

	PRR 法		ROR 法		BCPNN 法		GPS 法	
年份	可疑信号临床诊断	95%CI下限	可疑信号临床诊断	95%CI下限	可疑信号临床诊断	IC 单侧95%CI 下限	可疑信号临床诊断	EB05
2011	无菌性脓肿	1.14	无菌性脓肿	1.37				
	血管性水肿	1.71	血管性水肿	1.86	血管性水肿	1.53	血管性水肿	3.06
2012	无菌性脓肿	1.47	无菌性脓肿	1.50	无菌性脓肿	1.22	无菌性脓肿	2.56
	血管性水肿	1.34	血管性水肿	1.43	血管性水肿	1.36	血管性水肿	2.72
2013	无菌性脓肿	1.37	无菌性脓肿	1.39	无菌性脓肿	1.23	无菌性脓肿	2.61
	癫痫	1.32	癫痫	1.32				

　　当前四种 DPA 分析方法中，国际范围内并未建立信号检测的金标准，各国可

以结合自己的监测系统能力以及经验习惯选择。另外，此方法发现的可疑信号仅是风险提示，是否是真实的安全性问题，还需结合临床信息和其他途径报告的结果进行解释。

(二) 主动监测

主动监测是对不良事件的持续、有组织的主动搜索，可以计算不良事件发生率、影响因素等特征，可以弥补被动监测的缺陷。主动监测是新上市疫苗的重要模式，与被动监测相比，主动监测更灵敏，可以监测到疫苗临床试验中未观测到的、罕见的严重不良反应事件，评估疫苗上市大规模使用后 AEFI 的发生风险。其科学设计更严格，从数据中得出的结论更精确。在被动监测的基础上，主动监测及相关流行病学研究可以验证被动监测发出的潜在不良反应信号、确定不良事件是否与疫苗接种具有因果关系，并估计不良事件发生率。

主动监测实施的方式有多种，可以在指定区域内通过监察员的密切监测来获取信息，也可以通过处方事件监测、病例登记库或暴露登记库来收集数据（王亚丽 等，2015）。从部分国家和地区上市后疫苗安全性主动监测形式来看，大家主要是在定点医院建立电子病例数据库链接，利用计算机来自动获取关注的信息。受到资源的限制，主动监测较难大面积推广，通常只针对一些关注的事件在一定的范围内开展（WHO，2015）。

随着中国全国 AEFI 被动监测系统的不断成熟和完善，信息化系统不断普及，所有预防接种的信息和异常反应信息都可能被监测系统捕获。由于监测系统信息量大，分析某种疫苗的异常反应发生情况也就有了可能，如北京市 CDC 为了监测 H1N1 流感疫苗安全性，2009 年对北京市辖区内所有医院的出院诊断和门诊记录中的吉兰 - 巴雷综合征（GBS）等相关神经疾病进行搜索。浙江省宁波市在全国率先建立了预防接种信息化系统，依托区域卫生信息化平台，经过几年的努力，构建了冷链监管系统、数字化预防接种门诊、生物制品管理系统、AEFI 监测系统、预防接种信息系统一体化免疫规划信息化工作平台。接种对象直接与医院产科 HIS 系统对接，疫苗信息实现以支为单位的管理，疫苗配送全程监管，冷链温度实时监控。通过一体化平台，宁波市进一步整合了预防接种核心信息，推进了当地预防接种工作的规范化和便捷化。

疫苗安全数据链接系统（vaccine safety datalink，VSD）是由美国 CDC 和多个卫生保健机构开展的合作项目，美国 CDC 提供支持和管理（James et al.，2011；Larson et al.，2011）。VSD 覆盖人群为儿童和青少年，合作的卫生保健机构提交美国 CDC 电子化预防接种信息记录（疫苗类型、接种日期、同时接种疫苗情况、厂家和批号信息以及接种地点等）和病案的大数据（人口学信息、住院 / 急 / 门诊病历），美国 CDC 还将全国死亡登记数据与收集的健康维护组织（HMO）数据进行链接，以便获得研究人群的死亡情况，尤其是将院外死亡与全国死亡登记数据进行链接。为确保数据质量，每年随机抽取 2% 的研究人群进行定期数据审核。当新疫苗上市或疫苗的接种规程发生变更时，可利用 VSD 系统快速发现、确认安全性信号（王亚丽 等，2015；许涤沙，2011），如对第二代轮状病毒与肠套叠的风险监测，它是上市后疫苗安全性监测模式（王亚丽 等，2015；许涤沙，2011）。第一阶段为信号发现阶段，依赖的是人口覆盖面广泛的被动监测和主动监测系统，而舆论监测和文献检索也可以作为信号发现的来源。第二阶段为信号确认阶段，可以使用观察值与预期值（observed-over-expected，O/E）分析法，将已获得的报告病例数与预期病例数相比较。美国研发使用的快速循环分析、最大化序贯概率比检验等，就是当前较先进的以医院病例库数据为基础的快速发现及确认信号的方法。此外，通过病例的因果关联性分析也能起到确认信号的作用。第三阶段为假设验证阶段，采用流行病学研究方法，如病例对照、自身对照、队列研究等研究方法来验证假设，其他国家可以借鉴这种监测模式。前文疾病负担估计方法中提到的轮状病毒与全球疫苗可预防侵入性细菌疾病（IB-VPD）哨点监测与实验室网络也是可以弥补被动监测缺陷的实用方法。

（三）队列研究和病例对照研究

队列研究，无论是前瞻性还是回顾性，均为观察抽样人群一段时间后，对疫苗接种相关的疾病发病率进行计算。在疫苗上市后安全性评估中，通常采取回顾性队列研究。例如，在美国 VSD 系统中，常见的疫苗上市后主动监测系统可以获得 HMO 接种麻风腮联合疫苗（measles，mumps and rubella vaccine，MMR）儿童的数据，并根据年龄、性别、地区和接种日期等，匹配相关的未接种 MMR 儿童，回顾随访时间，并查阅这些儿童血小板减少性紫癜的发病情况等（Glanz et al.，2006），可以计算发病率比（incidence rate ratio，IRR）/ 相对危险度（relative risk，RR；James et al.，2011）。该研究将是否接种 MMR 作为暴露，将血小板减少性紫癜作为结局，开展回顾性队列研究。此类队列研究通常可以采取调整混杂因素，如年龄和性别等，利用对数线性模型（log-linear modeling）等进行统计分析（Andrews，2001）。此外，美国 VSD 系统的数据收集频率更新为每周一次，可以采取前瞻性队列研究，并采用最大化序列概率比检验（maximized sequential probability ratio test，Max SPRT）方法进行统计分析（James et al.，2011；Belongia et al.，2010；Davis et al.，2005）。

病例对照研究则是选择研究的病例，并选择合适的对照后进行比较分析。例如，Miller 等（Miller et al.，2001）利用英国两个地区医院病历与预防接种登记链接数据库，将血小板减少性紫癜病例中接种疫苗和未接种疫苗进行比较，计算比值比（OR）等。此类病例对照研究通常采取条件 logistic 回归模型或条件泊松回归模型进行分析。病例对照设计通常应用于罕见的疾病，当疾病十分罕见且风险期较短时，OR 值与 RR 值类似。

接种者队列研究也被称为风险期研究（risk interval analysis），是队列研究的一种。例如，在 MMR 与血小板减少性紫癜研究中，仅需观察接种 MMR 儿童，将其接种后特定时间段作为风险期，其余选定观测时间段为对照期，将风险期和对照期的发病情况进行比较即可（Glanz et al.，2006）。

单病例研究（case only methods）设计为病例对照研究中的一种，属于无对照或自身对照的一种（Glanz et al.，2006）。在疫苗安全性研究中，常见的为病例交叉研究（case-crossover analysis）。例如，在乙肝疫苗与多发性硬化研究中，研究者抽取了 1993—1997 年欧洲多发性硬化数据库中的病例，主动电话调查了这些病例的预防接种记录。他们将发病前 2 个月作为风险期，在风险期前选取了 4 个组的 2 个月作为对照期，共计 5 组时间段。当在任何一个时间段中进行了疫苗接种，就会被定义为暴露，否则为未暴露。采取与匹配病例对照一致的条件 logistic 回归进行分析（Christian，2001）。

CNAEFIS 自 2005 年开展以来，报告例数逐年增加，为中国疫苗上市后安全性监测提供了基础数据。在近 10 年的 AEFI 监测中，通过常规估算发生率和比值失衡分析等数据挖掘方法，也发现了部分信号，逐渐形成了所关注不良事件的列表，为开展主动监测提供了具有科学依据的流行病学假设。另外，中国电子化预防接种登记工作不断进展，逐渐建成了覆盖全国的儿童预防接种信息管理系统，收集小于 6 岁的儿童预防接种个案信息。全国的儿童预防接种信息管理系统（childhood immunization information management system，CIIMS）覆盖率超过 85%。随着计算机技术的发展，中国的医院电子病例（electronic medical record，EMR）系统也开始在各级医院广泛开展，部分临床信息专家已经开展的利用 EMR 系统抽取相关数据的研究也证明了 EMR 系统的可行性和便利性。全国的儿童预防接种信息管理系统和中国的医院电子病例系统的建成说明了中国开展疫苗上市后安全性主动监测中的 EMR 和预防接种登记链接的大数据链接方法的条件逐渐成熟（武文娣等，2016）。

（四）自身对照的病例系列研究

自身对照的病例系列研究（self-controlled case series，SCCS）方法是研究急性事件与短暂暴露关系的一种方法，最初用于疫苗预防接种安全性的研究（Hawken et al.，2016），现在广泛应用于多个领域中缺少风险人群或难以发现对照组的研究（Irene et al.，2016）。SCCS 仅需收集病例的暴露史等相关信息，不需要明确研究对象所来自的人群，比队列研究快速、经济。SCCS 每个病例的对照均是研究对象本身，所有不随时间变化的固定混杂变量（性别、基因等）均得到控制，因此 SCCS 具有较高的检验效能。

SCCS 是在队列研究的原理上建立的，研究对象都需要经过随访。他们的暴露史是固定的，而事件是随机的。但 SCCS 又不同于队列研究：首先，个体观察期内的事件发生数是固定的；其次，事件发生后随访并未结束，观察期间所有的暴露（包括事件前和事件后），都应纳入分析中。SCCS 分析一个重要的假设是事件的发生不影响后续的暴露，忽略此假设会导致估计偏移。

首先要通过医院医疗记录等方式获得病例资料。然后根据暴露定义包含暴露和发生不良结局事件的观察期，例如疫苗安全性研究中，暴露为观察期所研究疫苗的适龄接种者。第三步，调查病例预防接种及疾病相关信息，根据疾病和免疫史等信息，定义风险期与对照期。风险期为暴露可能会产生影响的时期，通常为暴露过程中或暴露后的一段时期；对照期为观察期中除风险期之外的其他所有时期。第四步，收集不同时期病例发生数，利用条件泊松模型计算暴露后的风险期和在对照期的疾病发病率比，及相对发病率（relative incidence，RI）。SCCS 可以通过将随时间变化的协变量（年龄、社会经历和状况、季节等）纳入模型分析，也可以分析可能影响事件发生的固定变量（不同性别、不同疫苗种类）与暴露之间的交互效应（Hawken et al.，2016）。SCCS 原理、研究设计的概览以及关键结果见图 4-4，图 4-5（Irene et al.，2016）。

SCCS 队列研究的把握度相似，尤其是在接种率很高、风险期较短的情况下。对于罕见事件，它比队列研究快速、经济。SCCS 也不需要明确研究对象来自的人群。

六、疫苗的免疫原性评价

免疫原性（immunogenicity）是指能引起免疫应答的性能，即抗原能刺激特

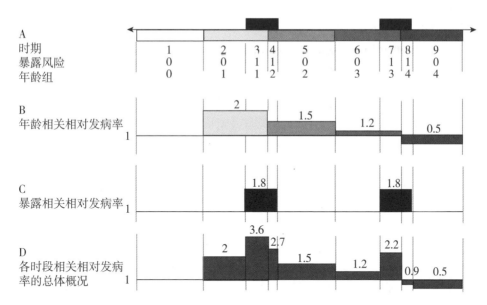

图 4-4 具有 2 个假定危险期和 5 个年龄组分层的个体 SCCS 模型输出结果

引自 Petersen I，Douglas I，Whitaker H. Self controlled case series methods：an alternative to standard epidemiological study designs. BMJ，2016，354：i4515.

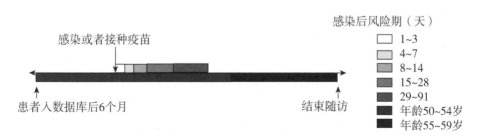

结局为全身性呼吸道感染的炎症和心肌梗死的研究

时期	事件	发病率比（95%置信区间）
基线	17 099	1
感染期1~3天	322	4.95（4.45~5.53）
感染期4~7天	276	3.20（2.84~3.60）
感染期8~14天	422	2.81（2.54~3.09）
感染期15~28天	576	1.95（1.79~2.12）
感染期29~91天	1 658	1.40（1.33~1.48）

图 4-5 某研究中 SCCS 研究设计的概览以及关键结局

引自 Petersen I，Douglas I，Whitaker H. Self controlled case series methods：an alternative to standard epidemiological study designs. BMJ，2016，354：i4515.

定的免疫细胞，使免疫细胞活化、增殖、分化，最终产生免疫效应物质（抗体和致敏淋巴细胞）的特性。疫苗的免疫原性，首先决定于疫苗自身的化学特性；但同一种疫苗，对不同种人群或不同个体的免疫原性强弱可表现出很大差异。因此，疫苗的免疫原性是由其疫苗特性和宿主因素共同决定的。在免疫功能正常条件下，只有异种或同种异体的免疫原性物质才能诱导宿主的正免疫应答，即只有"非己"抗原才能引起正免疫应答。因此抗原来源与宿主种系关系越远，其免疫原性也越强，如微生物抗原、异种血清蛋白等物质对人是强免疫原。

疫苗的免疫原性是疫苗提供保护的基础，在免疫原性中，起决定因素的是抗原的结构、分子的大小和免疫系统的识别类型。免疫原性研究可以贯穿注册前临床研究和上市后研究整个过程。我国疫苗上市后免疫原性的评价多数是免疫前、后同一人群的研究，未设立对照组，当在研究的过程中出现自然感染情况时，就无法确定是疫苗发挥的作用，还是感染发生的作用。进行免疫原性检测时，最好应对疫苗接种对象及观察安全性的工作人员和实验室检测人员设盲，以避免主观因素对抗体几何平均滴度（geometric mean titer，GMT）结果的影响。评价过程中是否使用盲法也是衡量人群免疫水平高低和评价疫苗免疫学效果等的重要指标之一（王华庆 等，2010）。在统计过程中由于对方法理解不同，计算结果差别很大，要有专业统计人员参与才能避免统计分析过程出现错误。

（一）疫苗免疫原性

疫苗是将病原微生物（如细菌、立克次体、病毒等）及其代谢产物，经过人工减毒、灭活或利用转基因等方法制成的用于预防传染病的自动免疫制剂。疫苗保留了病原体刺激动物体免疫系统的特性。当人体接触到这种不具伤害力的病原体后，免疫系统便会产生一定的保护物质，如激素、生理活性物质、特殊抗体等；当人再次接触到这种病原体时，人体的免疫系统便会依循其原有的记忆，制造更多的保护物质来阻止病原体的伤害。免疫原性数据取值带有数量级，变化范围较大，不符合正态分布，通常需做对数转换。分析和总结免疫结果时，目前国内通用的方法是首先计算其描述性统计指标，如几何均数和对数标准差，而后对经对数变换后的数据采用假设检验和区间估计等方法进行统计推断（陈召青 等，2014）。

例如，在中国，麻疹风疹联合减毒活疫苗和乙型脑炎减毒活疫苗（live Japanese encephalitis vaccine，LJEV）被推荐在 8 个月大的时候同时接种，这是世界上最小的疫苗推荐接种年龄。研究人群为了评估在儿童 8 个月大时联合接种这些疫苗对麻疹风疹疫苗免疫原性的影响，在 8 个县（区）进行了多中心、开放性、非劣效性、两组随机对照试验。研究人员在 2015 年 8 月 13 日至 2016 年 6 月 10 日期间，招募了 1 173 名 8 个月大的健康婴儿，他们已经按照国家免疫接种建议接种了所有预定的疫苗，并且居住在研究地点所在的县。入组婴儿随机分配（1∶1），同时接种麻疹风疹疫苗 +LJEV（麻疹风疹 +LJEV 组）或单独接种麻疹风疹疫苗（麻疹风疹组）。在 1 093 名（93%）登记的婴儿中，545 名随机分配到麻疹风疹 +LJEV 组，548 名随机分配到麻疹风疹组。在研究中，麻疹风疹 +LJEV 组有 507 例完成研究，麻疹风疹组有 506 例完成研究。接种疫苗前，麻疹风疹 +LJEV 组 6 例（1%）血清麻疹抗体阳性，麻疹风疹组有 1 例（< 1%）；麻疹风疹 +LJEV 组有 8 例（2%）血清风疹抗体阳性，麻疹风疹组有 2 例（< 1%）。接种后 6 周，麻疹风疹 +LJEV 组麻疹抗体的血清转化率（98%，496/507）不低于麻疹风疹组（99%，499/506），麻疹风疹 +LJEV 组风疹抗体的血清转化率（94%，478/507）不低于麻疹风疹组（94%，473/506），差异为 0.8%（90% CI 为 −1.8 ～ 3.4）（Li et al.，2019）（表 4-6）。

表4-6 两组人群麻疹风疹疫苗和麻疹风疹疫苗+LSEV接种前后抗体情况

抗体情况	疫苗类型		P 值
	麻疹风疹 +LJEV（N = 507）	麻疹风疹（N = 506）	
麻疹			
接种前抗体阳性人数 [免前阳性率（%），标准误]	6（1.2%，0.5）	1（0.2%，0.2）	0.12[*]
接种后抗体阳性人数 [免后阳性率（%），标准误]	501（99%，0.5）	500（99%，0.5）	1.0[†]
转化人数（转化率，标准误）	496（98%，0.6）	499（99%，0.5）	< 0.0001[†]
风疹			
接种前抗体阳性人数 [免前阳性率（%），标准误]	8（2%，0.5）	2（0.4%，0.3）	0.11[*]
接种后抗体阳性人数 [免后阳性率（%），标准误]	483（95%，0.9）	473（94%，1.1）	0.33[†]
转化人数（转化率，标准误）	478（94%，1.0）	473（93%，1.1）	0.0039[††]

注：[*]，Fisher 精确估计；[†]，Pearson 卡方检验；[††]，非劣效性估计

数据来源于：Li Y，Chu SY，Yue C，et al. Immunogenicity and safety of measles-rubella vaccine co-administered with attenuated Japanese encephalitis Sa 14-14-2 vaccine in infants aged 8 months in China：a non-inferiority randomised controlled trial，Lancet Infect Dis，2019，19（4）：402-409.

（二）免疫持久性评价

接种疫苗后机体能产生保护性的抗体，但抗体在免疫后的最初几周和几个月后会快速下降。决定疫苗抗体应答持久性的因素既有疫苗本身的因素，又有个体方面的因素。疫苗本身的特性起着关键作用，在缺乏后续抗原暴露和免疫记忆再激活的情况下，只有病毒减毒活疫苗或病毒样颗粒才能诱导抗体应答。抗体应答持续时间即使不是终身，也可以持续数十年。抗体的持久性也可以通过使用佐剂来调节。疫苗免疫程序还控制着抗体强度和持久性。间隔时间短（1周～2周）的初次免疫程序可在需要快速诱导保护时使用，如在旅行前。但是，快速程序比同样剂量、更长时间间隔（1～2个月）免疫程序的免疫持久性弱，因此需要日后加强免疫。最佳的回忆和免疫应答需要至少3～4个月的较长时间间隔，而较长的时间间隔通常与较高的应答相关。免疫接种年龄也影响着疫苗抗体的持久性。疫苗上市前，已经进行了不同程序的免疫效果评价，因此，注册上市的疫苗基本上已经确定了最佳的程序，及接种剂量、时间间隔和剂次。疫苗上市后，对免疫抗体的持久性评价不仅能掌握疫苗实际接种后抗体的维持时间、评价疫苗的保护效果，还能对疫苗本身的免疫原性进行评价。因此，免疫持久性评价是疫苗上市后评价的重要内容。

沈立萍等为评价我国新生儿乙肝疫苗免疫后的长期保护效果、为乙肝防控和乙肝疫苗免疫策略提供参考，用横断面调查和分层整群抽样的方法，在乙肝疫苗免疫效果观察监测点收集 1987—1996 年出生（13～22岁）、全程接种乙肝血源性疫苗的人群，以及 1997—2008 年出生（1～12岁）、全程接种乙肝重组酵母疫苗人群的血清样本和资料。他们用微粒子酶免疫法检测 HBV 感染指标，结合本底资料和乙肝疫苗免疫史进行分析。结果显示河北正定、广西隆安、上海黄浦、青海同德和湖南湘潭 5 个监测点共收集 1～12 岁重组酵母疫苗免疫人群样本 8 133 例，13～22 岁血源性疫苗免疫人群样本 4 848 例。5 个监测点的 HBsAg 平均阳性率均显著低于本底值，疫苗总体保护效果为 86.04%～96.14%。河北正定、青海同德和湖南湘潭的不同年龄人群 HBsAg 阳性率差异无统计学意义，广西隆安和上海黄浦的结果显示 19～22 岁人群 HBsAg 阳性率偏高。重组酵母疫苗免疫人群从 1～2 岁组的 86.84% 下降至 11～12 岁组的 46.40%，17～18 岁组的 HBsAb 阳性率处于较低水平，而 19～22 岁组升高。HBsAb 的几何平均浓度（GMC）＜ 10 mIU/ml（HBsAb 阴性）者的比例随着年龄增长逐渐升高，HBsAb 的 GMC 为 100～999.99 mIU/ml 和 HBsAb ≥ 1 000 mIU/ml 者的比例随着年龄的增长呈现下降趋势（沈立萍 等，2013）。

1981 年，美国使用 3 剂次血源性乙肝疫苗，对来自 15 个阿拉斯加社区年龄 ≥ 6 个月的 1 578 名当地成人和儿童进行了初次免疫。在初次接受乙肝疫苗接种的 30 年后（2011 年），对接种人群进行 HBsAb 检测。浓度 < 10 mIU/ml 的人群 2 ~ 4 周后接受重组乙肝疫苗 1 次强化免疫，然后评估抗体水平变化。结果 243 人（56%）初始接种后有应答，没有接受后续剂量；其中 125 人（51%）HBsAb 水平 ≥ 10 mIU/ml。HBsAb 水平 < 10 mIU/ml 的受试者在随访时，85 名中有 75 名（88%）在 30 天内 HBsAb 水平 ≥ 10 mIU/ml，对接种有增强的反应。基于初免 30 年后部分人群 HBsAb 水平 ≥ 10 mIU/ml 和 88% 的应答反应，研究者估计疫苗对 90% 或超过 90% 的研究对象 30 年后仍有保护性，不需要进行加强免疫（Bruce et al.，2016）。

七、疫苗免疫效果评价方法

疫苗效果不同于效力，效果是免疫规划项目实施后疫苗产生的保护力，反映的是实际情况下疫苗在目标人群中的性能。由于上市前临床试验提供疫苗效力的评价结果，但受到研究对象数量少、观察时间短等临床试验限制以及疫苗上市后大规模应用人群的复杂多样性，所获得的疫苗效力难以准确外推到一般人群（李娟，2013）。疫苗在实际接种中除了会受到接种时间、接种剂次、途径、间隔、剂量等因素的影响之外，还会受到储存运输条件、传染病流行特点、受种者的心理状态等因素的影响，疫苗实际接种后的防病效果可能低于临床试验报告的疫苗效力。

例如接种流感疫苗的保护效果是反映疫苗免疫效果的最有力的指标。每年对流感疫苗有效性的研究是持续的流感疫苗接种计划的一部分，以确定许可的流感疫苗是否存在问题。在 2013—2014 年美国流感季节，研究者发现 3 价和 4 价灭活疫苗能有效预防儿童流感，而减毒活疫苗的失败则因为疫苗和流行株不匹配。2017 年美国对 2015—2016 年流感疫苗的有效性进行了评价（Jackson et al.，2017），记录了 6 个月以上的急性呼吸道疾病患者在美国不同地理位置的分布。研究者使用一个检测阴性设计，估计疫苗的有效性为（1–OR）× 100%。研究工作人员征得患者的知情同意后对患者进行人口统计学方面的访谈，收集流感危险因素，患者健康状况、症状和感染情况等信息。研究人员审阅了所有参与者的电子接种记录确定他们是否接受了流感疫苗接种。纳入研究前，参与者（或他们的父母或监护人）也提供了关于他们是否接种季节性流感疫苗，包括疫苗类型信息（喷鼻剂或注射剂）。纳入研究对象后，研究人员获得了鼻咽拭子标本（仅限鼻咽拭子）和儿童鼻腔拭子标本（2岁以下），测试所有甲型或乙型流感病毒、分析确定甲型流感病毒亚型和乙型流感病毒谱系。在所有年龄的研究对象中，有6 879名接种合格的人员，其中1 309名（19%）流感病毒测试呈阳性，主要为甲型H1N1流感（11%）和乙型流感（7%）。流感疫苗对任何流感的有效性为48%（95%CI为41%～55%，P＜0.001）。在2～17岁人群中，灭活疫苗的有效率为60%（95%CI为47%～70%，P＜0.001），未观察到减毒活疫苗有效（疫苗有效率为5%；95%CI为–47%～39%，P=0.80）。2015—2016年，流感疫苗降低了患流感的风险。然而，减毒活疫苗被发现在一年内对儿童无效（图4-6）（Jackson et al.，2017）。

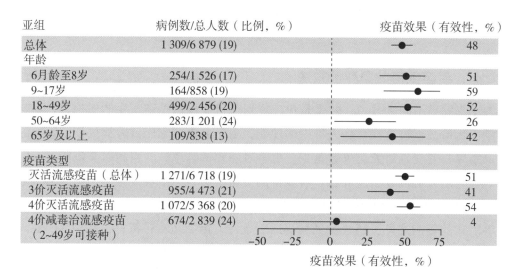

图4-6　根据年龄，疫苗类型对流感疫苗效果进行总体和分层的调整估计

引自Jackson ML，Chung JR，Jackson LA，et al. Influenza Vaccine effectiveness in the United States during the 2015-2016 season. J New England Journal of Medicine. 2017，377（6）：534-543.

评价疫苗效果最直接可靠的方法是通过现场流行病学调查，研究疫苗大规模应用后预防疾病发生的真实情况，即对人群实际保护效果。疫苗流行病学效果评价常用的方法有队列研究、病例对照研究、检测阴性设计、群随机试验设计等（Andrews，2001）。

（一）队列研究

疫苗免疫效果队列研究是通过记录抽样人群是否接种疫苗，通过家庭／医院访视、电话访问等方式对其随访观察一段期间，观察疫苗接种相关的疾病发生率，比较疫苗接种组和未接种组疫苗接种相关的疾病的发病率，计算两组发病率比 / 相对危险度方法为事件发生数除以总人时（Sanchayan，2017）。

　　队列研究分析方法一般为按潜在的混杂因素（年龄、性别、地区等）分层后采用对数线性模型。实际上，大多数队列研究都是回顾性研究，而不是前瞻性研究。在疫苗上市后安全性评估中，通常采取回顾性队列研究。例如，美国建立 4 价宫颈癌疫苗（HPV4）经许可后的安全性评价队列研究（Julianne et al.，2011），随访观察 7 个大型护理管理机构的 9 ~ 26 岁女性接种 HPV4 一段时间后吉兰 - 巴雷综合征、卒中、阑尾炎、癫痫发作、过敏反应、晕厥和静脉血栓栓塞发生率。在美国 VSD 系统中，常见的疫苗上市后主动监测系统可以获得儿童疫苗接种数据，并匹配年龄、性别、地区和接种日期等变量选取对照，回顾随访时间，并查阅这些儿童血小板减少性紫癜的发病情况等，可以计算发病率比、相对危险度。队列研究通常通过疫苗接种人群和未接种人群的发病率来计算，接种人群和非接种人群暴露风险一致，计算公式为

$$疫苗效果（\%）= \frac{未接种组发病率 - 接种组发病率}{未接种发病率} \times 100\% = （1-RR）\times 100\%$$

　　RR 指相对危险度，可见疫苗效果的流行病学意义是指接种疫苗的人群与未接种人群相比，疾病发病率下降的百分比。

　　队列研究优势在于可以直接估计绝对和相对风险，可以比较不同特征群体如不同地区人群发病率，这在自身对照的病例系列研究以及根据协变量匹配的病例对照研究中都是不能实现的。

（二）病例对照研究

　　病例对照研究是评价疫苗效果的最常用的方法。研究时选择一定量的确诊病例和按一定比例匹配的非病例的对照，回顾性调查病例组和对照组的一般信息、临床症状和体征、辅助检查结果、疫苗接种史、既往患病史、流行病学史等信息，计算代表相对危险度的比值比（OR）。病例对照设计适用于没有暴发的疾病（如 Hib 感染，肺炎等）；或考虑到队列研究成本高、时效性强、基于人群的数据难以获得，或进行统计不现实。病例对照无法利用传统的方法计算疫苗效果（vaccine effect，VE），不能计算罹患率或 RR 值；研究仅能对数量有限的病例和对照进行调查，分析其免疫史。对照须是人群的代表性样本，疫苗接种情况与全人群要相同。

1. 病例及对照选择

（1）病例选择：主要是确定患者的标准和如何获得符合标准的患者（詹思延 等，2012）。研究疾病需要制定具体而明确的标准，尽量采用国际或国内统一的诊断标准，以便与他人的研究做比较。要选择新发病例，因为其提供的回忆信息可能更准确。

（2）对照的选择：对照组人群应与病例来自同一人群，代表整个源人群而不是未患病的人群，对照组应该与源人群具有同等的暴露风险。对照可以选择同一医疗机构中诊断的不具有与研究疾病相关的其他疾病的患者，以及患者的朋友、家人、同事等。考虑到不同年龄，不同生活、学习或工作环境的人群疾病暴露机会有一定差异，在研究疫苗效果时，常按照一定标准，如年龄相同或相近、性别相同等条件为每一名病例配对一名或多名对照，保证两组均衡可比，提高疫苗效果评价的效率。匹配病例对照研究的病例和对照匹配比例为 1：N，N 不宜超过 4。

2. 指标计算与方法　病例对照研究资料整理及疫苗效果计算公式如下（表4-7）（詹思延 等，2012；李娟，2013）：

表4-7　匹配的病例对照研究资料整理表

对照组	病例组		对子数
	接种	未接种	
接种	a	b	$a+b$
未接种	c	d	$c+d$
对子数	$a+c$	$b+d$	t

$$VE（\%）=\left(1-\frac{c}{d}\right)\times100\%=（1-OR）\times100\%$$

$$\chi^2=\frac{(b-c)^2}{(b+c)}$$

疫苗 VE 的 95%CI 上限 $U=1-OR_L=1-OR^{(1+1.96\sqrt{\chi^2})}$

疫苗 VE 的 95%CI 下限 $L=1-OR_U=1-OR^{(1-1.96\sqrt{\chi^2})}$

病例对照中常用的评价指标是比值比。OR 表示疾病与暴露（是否接种疫苗）的关联强度，计算方法为 OR=（病例组中的接种数与未接种疫苗人数的比值）/对照组的暴露人数加非暴露人数，表示接种疫苗组疾病风险是未接种疫苗组的多少倍。此类病例对照研究通常采取条件 logistic 回归模型分析，logistic 回归模型得出的风险比 OR 近似于 RR。对于罕见事件的调查，病例对照研究比队列研究经济，然而把握度低于队列研究。需要明确对照所源自的人群，也需要调整病例对照间无法匹配的潜在的混杂因素。

（三）巢式病例对照研究

巢式病例对照研究是建立在队列的基础上，首先设计一项队列研究，收集有关信息并随访预定的时间。病例是在随访过程中出现的新发病例，对照是在新发病例发生时，队列中尚未发生相同疾病的人中选取的，并且按照性别、年龄等因素匹配，最后按照病例对照研究的分析方法分析。与传统病例对照相比，巢式病例对照研究的优点在于病例和对照均来自统一队列，且在关键变量上进行匹配。这样他们的可比性好，减少了选择偏倚。需注意的是，某一时间点选择的对照可能随后发生疾病而变成病例，但在下一个时间点仍可能被选择为对照，也可能不同时间点疫苗接种情况不同（图 4-7）。

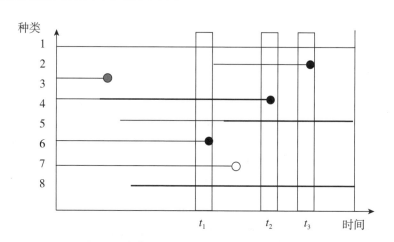

图 4-7　疫苗可预防疾病的巢式病例对照研究
● 死亡　○ 失访　● 发病　—— 未接种疫苗　—— 接种疫苗

（四）检测阴性设计

检测阴性设计（test-negative design，TND）是病例对照研究的一种特殊形式，最初于 1980 年用来评价肺炎球菌疫苗的接种效果。2005 年开始用于评价季节性流感疫苗保护效果，后逐渐成为评价疫苗效果的金标准。此后，它的应用范围不断扩大，也用来评价其他疫苗，如轮状病毒疫苗、霍乱疫苗、呼吸道合胞病毒

（RSV）疫苗接种后的效果。TND 优势在于与传统病例对照研究相比，不需要额外寻找对照；便于操作、容易实施、成本相对较低；可及时快速开展评估；减少了可能的混杂偏倚，如病例和对照症状相似，就医行为可能更为相似；预期病例和对照的一些其他因素也较为相似，如发病年龄、伴随疾病、就医机会 / 条件等。

在研究时，根据拟研究目标疾病和疫苗，制定监测病例标准。纳入一组临床表现相似的疾病，对所有监测病例进行目标疾病的实验室检测，根据病原学结果进行分类，检测结果阳性作为病例，检测结果阴性作为对照（目标病原体阴性，但其他病原体阳性或者所有病原体均阴性）。疫苗接种史分析时，分析病例和对照中有免疫史的比例，计算比值比 OR，估计疫苗效果（VE）（图 4-8）。

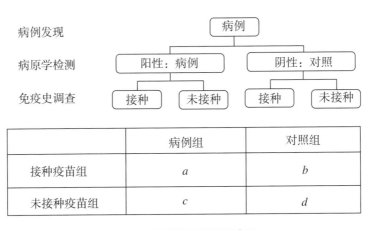

图 4-8　检测阴性设计示意图

TND 的设计有效性基于一个核心假设，假定疫苗对特定目标病原体（疾病）有保护作用，疫苗对非目标病原体没有保护作用，其他病原也会引起与目标病原体类似的疾病或症状。以流感为例，流感疫苗对其他呼吸道病原体（副流感病毒、RSV 等）引起的急性上呼吸道感染（流感样病例）没有作用，预期这些其他病原体也能导致非流感病例，在流感疫苗接种者和未接种者中发生的平均频率应该相同。进而，在这些其他病原体感染的个体中，接种疫苗的比例应该与人群的疫苗接种率相似。验证 TND 研究方法和结果是否有效，可以和其他研究结果进行比较：一是利用已经完成的 RCT 研究，按照符合方案分析数据；二是利用已经完成的观察性研究，对相应的偏倚和混杂进行评估；三是验证 TND 方法所得的疫苗效力和置信区间，与传统方法比较。我们知道 RCT 或队列研究将研究人群分为接种组、非接种组，观察两组的发病率，再计算 RR；传统病例对照研究则根据病例和对照的暴露不同，计算 OR 值。TND 研究的对照设计可以有 3 种：一是基于研究个体的研究时间段分析，不考虑其他时段流感检测结果；二是基于研究个体分析，将历次流感检测均阴性的病例作为对照；三是基于标本进行分析，将非流感标本或个体的一个或多份标本作为对照。

TND 研究中确定对照的基本原则需要符合传统病例对照研究的对照选择原则：一是对照与病例应来自同一人群；二是病例和对照均有相同程度的暴露于目标病原的机会，疾病非流行季节不适合研究对象入组；三是对照选择应独立于研究因素的暴露状态，对照的选择应与是否接种疫苗无关。在入组时不知道研究对象为病例或对照，根据后期检测结果分为病例组和对照组。TND 的研究结果也可能受一些因素的影响。由于疫苗以外的因素影响接种者和未接种者中的疾病发生的可能性，如健康意识较强者更倾向于接种疫苗；良好的健康意识、卫生行为作为混杂因素可能降低流感和其他病原的感染机会；伴有其他疾病者健康意识可能较强（长期基础性疾病获得健康知识），但接触流感和其他病原的风险可能增加（经常就诊）。这种情况，应在研究分析中注意。

TND 研究中，在确定感染状态、免疫史方面可能存在回忆偏倚。入组时实际感染状况未知，入组后经实验室检测后才确认。因此，应在获得检测结果之前收集接种史，尽量避免接种信息在病例和对照收集过程中的信息偏倚。信息偏倚如导致错误分类、影响特异性，将对 VE 研究结果影响较大。因此，将 TND 研究扩大到其他疫苗研究时，对目标病原体和非目标病原体相关检测方法要恰当，检测的灵敏性和特异性要强，且要严格控制选择偏倚、信息偏倚、混杂等因素的影响。

（五）群随机试验设计

群随机试验（cluster randomization trial）是指将一些完整的社会群体，而不是将单个的观察个体，随机分配到不同干预组的研究方法。群随机的单位多种多样，可以小到家庭、病房、班级，大到学校、医院、村庄乃至整个社区。采用群随机试验，不仅可以符合伦理学要求、增加研究的可行性，还降低研究费用，特别是可大大降低大规模疫苗接种、疫苗效力试验等研究的实施费用。此外，群随机研究还能控制试验污染（contamination），全面评价试验效应。例如，在疫苗的临床评价中，接种某种疫苗不但对接种者具有保护作用，而且会对未接种者产生保护作用。群随机试验设计可有效解决间接保护这一问题。疫苗间接效应分为群体免疫（herd immunity）和群体保护（herd protection）两种。群体免疫指活疫苗的减毒疫苗株排出、播散后，间接感染未接种者使其产生免疫力；群体保护是指通过阻断传播，减少易感者与传染源的接触机会，使无免疫力的未接种者得到保护。因此，利用群随机试验不但能评价干预措施的直接效应，还能评价干预措施产生的间接效应、总效应和整体效应，这种方法已经越来越多地应用于干预措施评价研究。

在非洲西部暴发埃博拉疫情期间，WHO 关于埃博拉疫苗的专家会议提出了针对西非疫情进行紧急安全和有效性研究的建议。控制传染病的一种方法是对与已知病例有社会或地理联系而具有高感染风险的个人进行环状接种。在埃博拉疫苗接种试验中，环形接种群随机试验（the ring vaccination cluster-randomized trial）以 1：1 的比例接种：① 符合条件的成人立即接种单剂疫苗；② 延迟 21 天接种。疫苗对疾病的效力从随机化那天起在参与者中进行评估。

环形接种群随机试验为发现病例后，招募在社会或地理上与新发病例相接触的个体形成环，对环内个体进行预防接种；或者发现病例后，招募在社会或地理上与新发病例相接触的个体形成环，并在环水平上随机化，部分环立即接种疫苗，另一部分延迟接种（图 4-9）。延迟接种有别于向随机对照组提供安慰剂的做法，它能够确保在试验过程中所有接触者接种疫苗，更加符合伦理学要求。环形接种群随机的典型实例就是 rVSV-Ebola 环形接种群随机试验，指示病例为新发的经实验室确诊的埃博拉病毒病（Ebola virus disease，EVD），接种环的组成为：①所有的 EVD 指示病例的接触者；②所有接触接触者的人员。接触者指在 21 天前与确诊 EVD 患者居住在同一家庭，曾经拜访过确诊患者，或者与患者的身体、体液、抹布或衣物有过密切的接触的个体。接触接触者指与指示病例的当地接触者在地理上最近的邻居或者大家族成员，或与病例不住同地的高危接触者的家庭成员。主要观察指标是 rVSV-Ebola 疫苗效力，次要指标是 rVSV-Ebola 疫苗效果。

因此环形接种设计可全面评价干预效应。间接效应估计具有重要的公共卫生价值，有时可观察到间接效应收益是直接效应收益的数倍，此时间接效应成为制定免疫策略时考虑的重要因素，因为只需对一部分人接种即可使人群发病率显著下降。这种设计有效避免试验污染，增加了研究结果的可靠性。随机分配群而非个体，可大大简化试验组织工作，节省试验经费，增加了研究的可行性，解决了环随机中伦理、罕见病等问题；但有时也会有因只关注个体样本量而忽视群样本量、统计方法误用传统统计分析方法等问题。

八、疫苗上市后卫生经济学评价

许多新疫苗和即将上市的疫苗成本很高，因此使用一种新疫苗前，需要考虑与其他干预措施（如抗病毒药物治疗）相比，开展疫苗接种的成本和效益。新疫苗的成本效益分析可以回答：新疫苗是否应该纳入国家免疫规划？投入和产出比

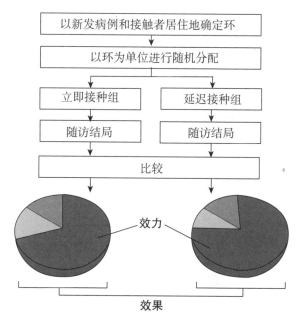

图 4-9　环形接种群随机的设计路线图

如何？对某种疾病是否能达到一定的控制效果，如是否预防死亡和相关疾病的发生？开展区域接种和普及接种，哪种策略更符合成本效益？纳入新疫苗与其他措施相比哪种策略更具有效益？这些问题，均需要进行卫生经济学的分析。

　　用于决策免疫规划纳入某新疫苗时，常用的卫生经济学分析主要包括 3 个：成本效益分析、成本效果分析和成本效用分析。

（一）疾病成本的评价

　　进行经济分析时，要区分项目独有成本与共享成本、完全成本与增量成本、筹资成本与经济成本。不同类型的分析要使用不同类型的成本，或者成本的使用取决于回答哪类政策问题以及分析视角是谁。

　　免疫规划的独有成本仅用于免疫规划的资源（注射器材、疫苗等）和预防接种人员工资。共享成本为免疫规划与其他项目共同使用的资源，如护士以及其他公共卫生工作人员、免疫接种服务场地设施等。如果新疫苗纳入时，目前的服务能力可以满足，则只考虑独有成本；如果共享资源有限，例如需要额外雇佣卫生工作人员、购买车辆等，则应该分析共享成本，成本效益分析一般都包括共享成本。疫苗的完全成本是指比较采用某疫苗与另外一个疫苗干预措施的成本效益时，需考虑的经济成本。疫苗接种成本主要是疫苗接种过程中所消耗的全部人力、物力、财力等，受研究目的、接种策略差异、费用记录方式、价格水平等因素的影响。疫苗接种成本应该包括直接成本（固定成本和可变成本）和分摊的间接成本。可以通过典型调查来获得相关数据，如疫苗本身及其冷藏、运输、管理，注射器材，疫苗相关的宣传教育，交通，疫苗接种，疾病监测以及处理疑似预防接种异常反应等的费用。

疾病经济负担（疾病成本）是因患急、慢性疾病及所致伤残、失能或过早死亡而给患者本人及社会带来的目前、未来的总的经济及资源的损失，即从经济学的角度，探讨疾病所造成的社会经济损失和给人群带来的经济消耗（吕静静，2013），包括直接成本（医疗成本和非医疗成本）、间接成本和无形成本。

1. 直接医疗成本　直接医疗成本指在疾病诊治及康复过程中直接消耗的多种费用，可分为直接医疗费用和间接医疗费用两部分。直接医疗费用是指患者在医疗卫生机构诊治所消耗的各种费用，如住院费、药品费、挂号费、检查费、诊疗费、护理费、自购药费等；直接非医疗费用是在医疗服务过程中不可避免的相伴发生的费用，如交通费、食宿费、患病增加的营养费，以及因患病陪护等产生的此类费用等（程晓明，2007）。直接医疗费用可以通过调查医疗机构医疗费用系统结合访谈调查对象获得。

2. 间接成本　间接成本是指由疾病、伤残或死亡造成的患者本人及家人的有效劳动时间损失，包括休学、务工、早亡等造成的损失。在对间接费用进行测算时，要寻求一定的经济标准将时间单位有效地折算为现行的货币单位（梁森，2011）。国内常用的转换方法为人力资本法。其中，人力资本法包括：①采用劳动力市场价值或人均工资，即间接经济损失 = 年人均工资 × 损失工作时间。②采用人均国民收入，间接经济负担 = 误工日 × 年人均国民收入 / 年天数。先使用（期望寿命 − 死亡年龄）× 死者当地人均国民收入的公式计算，再根据一定的贴现率得到因病早亡损失。③采用人均国民生产总值，间接经济负担 = 误工日 × 年人均国民生产总值 / 年天数。

3. 无形经济负担　无形经济负担是因患病而给患者或其家人所带来的身体上的痛苦、精神上的悲伤和压力以及社会隔离等生活质量问题，是一种无形损失形式，通过货币形式进行有形衡量。无形经济负担多采用支付意愿法进行测算（吕静静，2013），诸多研究（史武杰，2011；李俊华，2011）采用此法测算了乙肝相关疾病的无形经济负担。

（二）卫生经济学评价

对某一种疫苗免疫接种策略进行的经济学评价研究，根据健康产出指标不同，可以分为成本效果分析、成本效用分析和成本效益分析（程晓明，2007）。

1. 成本效果分析　成本效果研究通常是使用健康人群的干预结果或临床结局为效果指标，如发病率和死亡率降低、治愈率和好转率提高、生命年延长等。成本主要是计算不同免疫策略所需要的疫苗接种成本。选择增量成本效果比最小的方案为优选方案，排除比该方案成本高、效果差的方案。

例如研究 9 价人乳头瘤病毒（HPV6/HPV11/HPV16/HPV18/HPV31/HPV33/HPV45/HPV52/HPV58）疫苗的有效性，以及其是否值得作为干预措施推荐，就需要证据证明其成本效益。研究者比较了 9 价和 4 价 HPV 疫苗的潜在成本效果。使用了基于个人的多价 HPV 感染与疾病传播动力学模型，有 70 年的时间跨度、3% 的贴现率和医疗付款人的视角。根据加拿大的性行为和流行病学数据校准了模型，并对质量调整生命年（QALYs）损失和成本进行了估计（2010 年单位为 \$CAN）。在基本病例假设下，假设接种疫苗对象为 10 岁女童，达到 80% 覆盖率，费用为 95 美元 / 剂，疫苗效力为 95%，4 价疫苗有交叉保护作用，疫苗保护期限为 5 ～ 20 年（平均为 10 年），4 价和 9 价疫苗估计售价 15 528（12 056 ～ 19 140）美元和 12 203（9 331 ～ 17 292）美元。在相同的价格下 9 价疫苗比 4 价疫苗更具成本效果，即使假设两者的保护时间都较短（9 价疫苗为 5 ～ 20 年 vs. 4 价疫苗为 5 年至终生）和疫苗效力都较低（9 价为 85% vs. 4 价为 95%）（Drolet et al.，2014）。

2. 成本效益分析　成本效益分析（cost benefit analysis，CBA）常通过测算效益成本比（接种疫苗产生的效益 / 接种疫苗所需的成本）来比较不同免疫策略所消耗资源的成本和疫苗接种所带来的经济价值。成本指标和效益指标都以货币为单位测量。效益包括直接效益（减少的发病人数 × 人均医疗费用）和间接效益（挽救的生命年 × 人均国内生产总值）。效益成本比（benefit cost ratio，BCR）表示在疫苗实际接种时，每投入 1 元钱得到多少收益，BCR > 1 为正效益，反之为负效益。在不同经济状况地区，其可投入的最大成本且效益成本比尽可能高的方案为优选方案。

研究者进行了人乳头瘤病毒（HPV）疫苗接种的 CBA 分析，在英国使用 8 种方法将健康和经济利益货币化，将生产力损失用人力资本法或成本法估计，包括估算无薪工作的价值、人力资本或其相关成本、劳动力替代成本，使用货币化的质量调整生命年和传播动力学模型调整的生产力损失。先前描述的传播动力学模型用于预测疫苗接种对宫颈癌预后的影响，并进行了概率敏感性分析，以获取流行病学和经济学参数中的不确定性。结果发现接种疫苗的总效益在各种方法中相差超过 20 倍（6 ～ 124 亿英镑），HPV 疫苗接种的成本效益比 > 1（Park et al., 2018）。

3. 成本效用分析　成本效用分析通过比较不同免疫策略的成本和效用来评价其经济性。效用通常采用质量调整生命年（QALYs）来评价，即获得单位 QALY 的成本。QALYs 不仅考虑了生命的时间长度还考虑了生活质量，很多成本效果模型研究都将该指标作为分析的终点指标。利用健康和生活质量的满意程度（效用值）来判定健康的权重系数。健康效用值通常表示为 0 ～ 1，0 为死亡，1 为完全健康；越接近 1 表示表示生活质量越高，即某疾病或干预对生活质量的负影响越小。

　　季节性流感感染主要由每年变化的两种甲型流感病毒株亚型和两种乙型流感病毒株亚型的循环引起。3 价流感疫苗（trivalent inactivated influenza vaccine，TIV）只含有这两种疫苗中的一种乙型病毒株，导致疫苗病毒株与主要的循环乙型不匹配。4 价流感疫苗（QIV）包括这两种疫苗乙型流感病毒株。例如，要评价德国引进 QIV 替代 TIV 的可行性，研究者要建立基于个体的动态传输模型，利用德国的数据对 TIV 和 QIV 对年龄特异性流感感染的影响进行了估计。将病例与健康和经济结果相关联，从社会和付款人的角度，计算 QIV 与 TIV 的成本效应。进行单变量和概率敏感性分析，发现使用 QIV 可以带来更多的 QALYs 和社会视角下的成本节约，以及从医疗付款人的视角来看，单位 QALY 的增量成本效用比（ICUR）为 14 461 欧元。所有单变量分析表明，QIV 具有成本效用（ICUR 为 50 000 欧元）。在概率敏感性分析中，分别从社会和支付方的角度来看，QIV 是划算的。该分析表明，与 TIV 相比，德国的 QIV 将提供额外的健康收益，同时可使社会节省成本，单位 QALY 获得 14 461 欧元（表 4-8）（Dolk et al., 2016）。

表4-8　接种TIV和QIV流感疫苗的增量成本效用（单位为欧元）

	TIV	QIV	增量
总成本			
社会角度	4 066 097 342	4 008 204 019	57 893 323
付款人角度	798 118 103	855 597 200	57 479 097
基本情况结果，贴现率（3.0% 成本，1.5%QALYs）			
QALYs 损失	78 740	74 765	−3 975
社会角度 ICUR	QIV 优于 TIV		
付款人角度 ICUR	14 461		

续表

	TIV	QIV	增量
基本情况结果，贴现率（0% 成本，0%QALYs）			
QALYs 损失	97 066	92 148	−4 918
社会角度 ICUR	QIV 优于 TIV		
付款人角度 ICUR	15 375		
基本情况结果，贴现率（3% 成本，3%QALYs）			
QALYs 损失	65 456	62 166	−3 287
社会角度 ICUR	QIV 优于 TIV		
付款人角度 ICUR	17 486		

ICUR，增量成本效用比；QALYs，质量调整生命年；QIV，4 价流感疫苗；TIV，3 价流感疫苗

社会角度成本 = 付款人角度成本 + 未报销医疗成本 + 非医疗成本 + 间接成本 + 与疫苗接种相关的社会成本

付款人角度成本 = 报销医疗费用 + 儿童疾病福利费用

引自 Dolk C，Eichner M，Welte R，et al. Cost-utility of quadrivalent versus trivalent influenza vaccine in germany，using an individual-based dynamic transmission model. J Pharmacoeconomics，2016，34（12）：1299-1308.

（三）经济学评价模型

疫苗经济学评价模型常用的有决策树模型和马尔科夫模型（吕静静，2013）。

1. 决策树模型　决策树模型适用于病程较短、疾病状态较少的疾病。决策是通过定量分析的研究方法，从众多备择策略中选定最优策略的过程。决策树模型是利用决策树来表达、计算各种决策方案在不同备择策略下的收益，分别用疾病状态、决策节点、机会节点、分支概率、最终节点和路径生成各种免疫策略的概率树，然后通过不同的计算方法求得不同策略的收益或损失值，从而分析出最优策略。模型假设需要包括变量间因果关系的结构假设、定量参数假设，如疾病发病率和患病率、治疗方案的有效率、患者生存率、健康效用值等。参数主要包括基线事件发生率、成本、健康产出数据，主要通过流行病学调查、系统综述、meta 分析获得。

2. 马尔科夫（Markov）模型　决策树模型无法处理疾病进展的复杂状态，马尔科夫模型常可适用于模拟疾病进行性发展过程的卫生保健项目干预的成本和结果，适用于病程长、反复发作的慢性病和感染性疾病。马尔科夫模型的基本原理则是将疾病划分为几个不同的健康状态，根据各状态在一定时间内相互转换的概率（如发病率、死亡率等）模拟疾病的发展过程，然后结合每个状态的健康效用值和成本，通过多次循环运算，估计健康状态的产出和成本。马尔科夫模型包

括马尔科夫状态、循环周期、模型概率、健康产出和成本以及循环终止条件。构建马尔科夫模型需要定义疾病的不同、相互独立的健康状态。模型概率参数包括初始概率和转换概率。刚进入模型的队列人群，健康状态的初始概率为 1，疾病和死亡的初始概率为 0，通过流行病学调查、文献系统评价和专家咨询法估算转换概率。

（1）研究框架：根据疾病经济负担的研究角度及疾病慢性转归的特征，在掌握感染成本的基础上，为降低负担，并达到最少投入获得最大收益目的，构建疫苗免疫 /（筛查）策略决策树 - 马尔科夫模型，分别选择接种或不接种、不同接种策略、不同筛查策略、不同接种结合筛查策略的决策方案，经历不同的感染、免疫保护结局，以年转归概率为基础，计算转归到相应的疾病状态，在各种状态下消耗的不同的成本（感染、接种等）。以不接种、不筛查为对照分析，测算不同预防策略的成本效益，进行敏感性分析，从而提出可行的政策建议（图 4-10）。

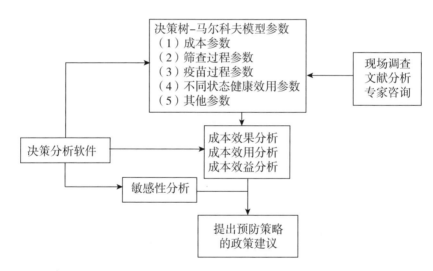

图 4-10　预防策略的决策树 - 马尔科夫模型研究框架

（2）决策树 - 马尔科夫模型参数收集

1）成本变量收集：成本变量包括疫苗接种费用、免疫规划成本、AEFI 处置成本。疫苗接种成本可以根据各省非免疫规划疫苗政府采购招标公告信息和疫苗产品价格数据库获得；免疫规划成本包括预防接种人员工资，以及冷链 / 冰箱、疾病监测、运输 / 交通、宣传 / 查验接种证、计算机 / 打印机、办公桌 / 椅相关的资源耗费和花费等，可以通过问卷调查以查阅文献获得；AEFI 处置成本，包括疫苗相关 AEFI 的调查诊断、检定以及儿童就诊处理等环节，不同临床诊断类型不同，费用不同。国内暂无 AEFI 临床诊断的医疗费用，可咨询相关专家获得严重 AEFI 的费用估计值纳入分析。查阅中国卫生统计年鉴获得有疾病相关症状、体征和检验异常者的人均医疗费用。间接成本如检查费、医药费及住院费可参考文献中的筛查价格、医院实地调查的价格，以及从访谈研究对象及其家人获得。

2）贴现率：由于疫苗接种效益有长期性，而不同年份货币的时间价值往往不同，为了科学地比较和评价，就需要将成本和效益换算到同一时点上，即要对成本和效益进行贴现计算。卫生经济学评价研究汇总所用的贴现率不尽相同，可参考中外文献、中国药物经济学评价和世界银行指南提供的指标。

3）流行病学参数：疾病的自然史不同，病变级别间的进展、转归和维持原状的概率可按以下原则：优先考虑从中国人群大样本获得的数据，若没有相关数据，则优先考虑从以亚洲人种为对象的数据中获得的流行病学参数。

4）疫苗参数及健康产出变量：疫苗接种率、疫苗效力、群体免疫力等疫苗参数，接种对象自然死亡率，以及疫苗相关疾病负担（发病率、死亡率、病死率）等信息通过查阅国内文献基本都可获得。有些疾病参数不随人口学特征（民族、种族、性别等）的变化而变化（孙利华，2016），因而 QALYs 值可以参考国内外发表的文献值。

5）统计分析：在现有参数基础上，利用决策分析软件 Treeage Healthcare Pro 2017 构建疫苗接种策略的决策树 - 马尔科夫模型，目前，新疫苗尚未纳入免疫规划，疫苗接种策略设为接种和不接种策略，后者为对照组。所有疫苗接种对象均为疫苗保护和未保护两种情况。建立受种者接种某疫苗决策树 - 马尔科夫模型的决策节点，分支出接种疫苗组和未接种组的两个概率节点；在接种分支上，分支出疫苗保护和未保护，如图 4-11 所示。接种后未获得保护的研究对象可能发展为健康或各种疾病状态，接种者可能发展为健康或死亡。

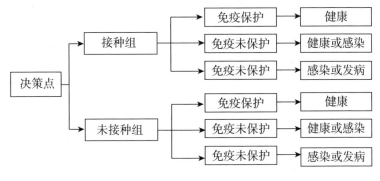

图 4-11　决策树模型构造

6）敏感性分析：由于不同地区社会经济发展水平不同，疾病发病、死亡率等许多参数取值存在一定变化范围，需要对关键参数进行单因素不确定性敏感性分析，即改变模型中重要参数的取值，判定其影响，评估模型稳定性，找出影响筛查方案的重要因素。敏感性分析的范围多取自于相关文献，具体包括疫苗特征、筛查价格、治疗价格、贴现率等指标。

7）模型运行的流行病学结果：主要包括实施不同预防策略干预后的相关疾病发病率、死亡率。模型运行的卫生经济学结果主要包括不同预防策略的成本、贴现后的 QALY、挽救的生命年、增量成本、增量效益、增量效用以及增量成本效果比（incremental cost-effectiveness ratio，ICER）。

九、真实世界研究

真实世界研究（real-world study，以下简称 RWS）近年来越来越受到关注。相对随机对照试验（randomized controlled trial，RCT）而言，RWS 的研究范围更广，更具有代表性，能够真实地反映研究的情况。"真实世界的证据"（real-world evidence，RWE）一词被广泛使用医疗卫生产品的开发，可以为疾病治疗效果、病人护理、卫生保健系统质量改进、疾病预防控制效果的评价提供证据（Garland et al.，2016）。真实世界的证据还提供影响因素的信息，如临床设置、提供者和卫生系统特征对疾病防治效果的影响。这些证据的使用有可能让研究人员工作效率更高，节省时间和经费，同时提供比在专门研究环境下更真实的结果。真实世界证据可以看作是将各种类型的证据纳入卫生保健信息的一种手段。然而，大数据集质量和来源的不确定、非专业人员使用简易分析工具，以及缺乏具有足够方法论知识，使研究人员分析时可能产生不正确或不可靠的结论。因此，实现这类证据的前提是必须清楚证据是什么以及如何最有效地利用证据。真实世界证据有两个关键方面：第一个是生成证据的条件，包括数据源定义的总体以及用于收集和管理该总体数据的特定方法；第二个是用于进行监测或研究的方法。真实世界的研究通常在不同于临床或家庭环境的特定人群和特定环境中进行，采取和现实情况相同的干预措施来控制变化，确保生成的数据质量接近真实世界。虽然真实世界证据可以用于多种研究场景，但适当分析方法的选择将由研究设计的关键维度决定，包括前瞻性干预措施的使用和随机化。在传统的试验中，随机化长期以来一直是一个重要的工具，通过平衡实验组之间的潜在风险来最小化偏倚，但它在真实世界研究中也同样有用和重要。第一个在真实环境中进行的大型随机对照试验（randomized controlled trial，RCT）是脊髓灰质炎疫苗的索尔克现场试验（Salk field trial），共纳入的研究人数达到 183 万，包括 65 万名儿童，他们被随机分配到接种疫苗或安慰剂（对照组），还有 118 万名对照未接种任何注射（Lambert and Markel，2000）。

2016 年 12 月 25 日，美国国会在官方网站上公布了 *21st Century Cures Act*（《21 世纪治愈法案》，以下简称《法案》）的最终版本（Michael，2017），该《法案》从提出到反复修改，再到最终推出，先后历经两年多时间。《法案》将推动和影响美国未来 10 年或更长时间内生物医学创新研发、疾病治疗及大健康领域的发展。《法案》中关于利用真实世界证据取代传统临床试验进行扩大适应证的批准，更是牵动了业界的敏感神经。对此，业内人士认为《法案》会加快药品获批速度，但也担忧这会降低审评的科学性，预示着不良趋势的开端，甚至认为这是科学审评的倒退。为此，FDA 在 *The New England Journal of Medicine* 上发表了一篇文章 *Real-world evidence-what is it and what can it tell us?*（《真实世界证据——它是什么以及它能告诉我们什么？》），呼应法案的颁布，同时向外界展示 FDA 的考虑（Sherman et al.，2016）。而此次 FDA 在 *The New England Journal of Medicine* 发文也意在澄清两个问题：一是真实世界证据（RWE）并不等于不需要干预性试验和随机化的试验设计；二是 RWE 用于审批仍要遵循严格的科学基础。这篇文章在纠正目前对于 RWE 这一概念的误读，认为它与传统临床试验等其他科学证据的区别不在于类似随机对照试验（RCT）的设计，而在于获取数据的环境界定。

一个真实世界研究的例子就是在瑞典开展的季节性流感疫苗的有效性（vaccine efficacy，VE）研究。研究人员开发了一种评估方法，评价实时季节性疫苗的 VE（IVE）和整体季节性疫苗的 VE。在一项基于注册表的回顾性研究中，将瑞典斯德哥尔摩的 200 万人作为研究对象，观察在 2011/2012—2014/2015 接种季节性流感疫苗的效果。疫苗接种数据从斯德哥尔摩的疫苗登记系统中获得。研究者主要观察流感病例（ICD-10 J09—J11）是否需要入院或接受基层护理。VE 采用 Cox 多变量分析分层和非分层分析得出，对年龄、性别、社会经济地位、患病情况及既往的流感疫苗接种史进行调整。研究人员分层分析在两个季节中年龄 ≥ 65 岁的慢性病患者接种流感疫苗的病例住院治疗情况方面推算出的 VE，发现 2012—2015 年 VE 虽然下降了，但仍然意义重大。2012/2013 年流感季节中 VE 为 53%（95% CI 为 33% ~ 67%），2013/2014 年为 55%（95% CI 为 25% ~ 73%），2014/2015 年为 18%（95% CI 为 3% ~ 31%）（表 4-9）。季节性流感疫苗接种与年龄 ≥ 65 岁人群流感特异性住院治疗的减少有关（Amy et al.，2016）。

表4-9　斯德哥尔摩2011/2012—2014/2015流感季节，季节性流感疫苗接种对个体流感结局的危险比（95% CI）和VE估计的分层分析

年份	≥ 65 岁的住院患者			
	疫苗接种状态	病例数	HR（95% CI）	VE
2011/2012	未接种	90	参考值	NA
	已接种	132	0.83（0.60 ~ 1.18）	17%（0 ~ 40%）
2012/2013	未接种	133	参考值	NA
	已接种	70	0.47（0.33 ~ 0.67）	53%（33% ~ 67%）
2013/2014	未接种	67	参考值	参考值
	已接种	37	0.45（0.27 ~ 0.75）	55%（25% ~ 73%）
2014/2015	未接种	427	参考值	NA
	已接种	470	0.82（0.69 ~ 0.97）	18%（3% ~ 31%）

CI，置信区间；HR，来自 Cox 比例危险回归模型的危险比；NA，不适用；VE，疫苗有效性

疫苗有效性 =（1–HR）×100%

引自 Leval A，Hergens MP，Persson K，et al. Real-time real-world analysis of seasonal influenza vaccine effectiveness：method development and assessment of a population-based cohort in Stockholm County，Sweden. Euro Surveillance，2016，21（43）：pii30381.

十、疫苗犹豫评价

在所有公共卫生干预措施中，疫苗发挥的作用是最重要的，预防接种每年拯救数百万人的生命。在成功根除天花、消灭脊髓灰质炎、降低传染病的死亡率和发病率方面，预防接种做出了巨大的贡献。预防接种的成功依赖于高的疫苗接种率，从而直接和间接地保护接种疫苗的个体及整个社区；通过提供群体免疫，从而减少疫苗可预防的疾病传播。但是，有些社区和人群对接种疫苗信心不足，致使接种率不高，易感人群的积累会给传染病的流行带来隐患。麻疹、脊髓灰质炎、白喉和百日咳在一些国家的发病主要与疫苗接种率不高有关。疫苗接种率不高的原因是多种多样的，其中一个重要的原因就是许多人对接种疫苗有怀疑和担忧（Larson et al.，2015）。WHO 公布的 2019 年全球健康面临的"十大健康威胁"清单中，空气污染和气候变化等排名前列，疫苗犹豫（vaccine hesitancy）也成为全球健康的威胁之一，引起了广泛关注（WHO，2019）。WHO 已将其列为主要的健康威胁，指出表示不愿意或拒绝接种疫苗可能会"扭转在应对可预防疾病的疫苗方面取得的进展"，如麻疹和白喉等。2019 年初在美国和欧洲国家发生的麻疹疫情，很大程度上归因于人群对疫苗接种产生犹豫，导致接种率下降，麻疹疫情

出现流行。同样，白喉病例也在一些国家有增加趋势。在 2018 年，白喉因其"医疗保健提供方面存在巨大差距"而进入 WHO 的健康威胁名单，因为它已经"令人震惊地卷土重来"。在委内瑞拉，病例从 2016 年的 31 起增加到 2017 年的 786 起（Lodeiro-Colatosti et al.，2018）。印度在同一时期内从 3 380 起增加到 5 293 起（Murhekar，2017）。

　　疫苗犹豫反映了对接种疫苗的一系列态度。例如，在美国，高收入和低收入都是接种疫苗的障碍（后者不是因为成本，而是因为对医疗提供者的不信任）。在尼日利亚，低收入是一个障碍，因为这表示其父母教育水平低，而且不容易获得疫苗（Committee NVAJPHR，2015）。受传统医学思想影响的健康知识促进了疫苗接种，但在尼日利亚、荷兰，受神话、谣言和替代医学概念影响的健康知识是一个障碍。需要注意的是，不同的促进预防接种策略和消除影响因素的措施可能在一个国家适用，但在其他国家却完全不起作用（Vliege et al.，2011；WHO，2015）。

　　全世界公众对疫苗的信心正在下降，这是一个值得关注的问题，也是公共卫生面临的一个重大挑战。这种现象最初被称为"抵制疫苗"或"反对疫苗"。"疫苗犹豫"如今取代了旧的概念，用来描述不愿意接种疫苗。WHO 免疫战略专家咨询委员会（SAGE）疫苗工作组将疫苗犹豫定义为尽管提供了疫苗服务、有可获得性的疫苗，仍然延迟接受或拒绝接种疫苗（Larson et al.,2015）。疫苗犹豫是复杂的，与具体情况相关，在不同地理位置和疫苗类型的情况下有所不同。在完全接受预防接种和政府拒绝预防接种的人群中间存在一些犹豫群体，他们有时会对个人或群体的预防接种提出质疑，因此也影响着这些群体，使他们要么接受接种，要么拒绝接种。导致疫苗犹豫的行为可能受到自满、疫苗便利程度和疫苗信心等因素的影响。疫苗犹豫的原因可以用流行病学三联征来描述，即环境因素（即外部因素）、中间（疫苗）因素和宿主（父母）的复杂相互作用（Quinn et al.，2019）。

　　鉴于疫苗接种的巨大作用及疫苗犹豫的潜在危害，调查疫苗犹豫和疫苗信任度现状及其影响因素显得尤为重要。Rosso 等（Rosso et al.，2019）通过调查 2016—2017 年罗马市 458 例孕妇对儿童疫苗的认知和态度，得出一半以上孕妇对百日咳等疫苗接种认可度较低，且担忧疫苗的副作用等结论。Quinn 等（Quinn et al.，2019）通过调查 2015 年美国成人对季节性流感疫苗的信任度，得出他们对流感疫苗的信任度区别于其他疫苗信任度的结论。Luyten 等（Luyten et al.，2019）通过对 1 402 名英国公民对儿童疫苗的信任度调查发现，大部分人群存在疫苗犹豫，但无明显人口学特征区别。Williams 等认为孕产妇接种疫苗有可能减轻全球新生儿发病率和死亡率的负担，疫苗犹豫受知识、信仰等因素影响（Larson et al.，2014；Larson et al.，2018；Larson et al.，2019）。Bianco 等通过对意大利南部 575 名 1 ～ 5 岁幼儿家长疫苗信任度进行横断面研究，发现 24.6% 的家长报告拒绝或延迟为他们的孩子接种疫苗，且信任度受大众媒体传播的信息等因素影响（Bianco et al.，2019；Bianco et al.，2014）。Wallace 等（Wallace et al.，2019）通过对加纳 373 名 1 ～ 3 岁幼儿监护人对 22 种疫苗的接种行为和信任度调查，得出疫苗效益、过去行为、疫苗效力和安全性是影响信任度的主要因素。Učakar 等（Ucakar et al.，2018）通过对 2014—2015 年斯洛文尼亚分娩的产妇进行调查，发现超过 50% 的母亲对疫苗的信任度较低或未表态，父母和医生的态度是影响他们疫苗信任度的重要因素。

近年来，中国频发疫苗问题事件，如长春长生疫苗案等，对人们接种疫苗的信心造成了一定影响。朱珊等（朱珊 等，2018）通过对 2018 年西安市家长进行儿童疫苗接种信心及影响因素调查，得出 14.2% 的儿童未完成该年龄应该接种的所有免费疫苗，45.2% 的家长认为第二类疫苗不安全等结论。孙丽等（孙丽 等.，2018）通过对 2017 年河北省接种单位医生和儿童家长进行 2 价脊髓灰质炎减毒活疫苗知晓情况和接种意愿调查，得出年龄、文化程度和职业在不同程度上均影响家长对脊髓灰质炎疫苗的认知、态度和行为，部分接种医生和家长存在接种犹豫现象的结论。周倩等（周倩 等，2018）通过对 2016 年深圳市 1 284 名 0 ～ 2 岁幼儿家长进行预防接种态度和接种行为调查，发现山东疫苗案件报道后 32.4% 的家长出现疫苗犹豫，且有儿童疫苗接种率下降的现象。

疫苗犹豫现象普遍存在，受地区差异、知识文化水平、接种经历、年龄等因素影响。疫苗信息传播来源以大众媒体、父母、临床医生和预防接种人员为主。因此，对疫苗犹豫的评价不仅需要制定规范的调查工具，而且要不断深入和持续地开展下去。研究疫苗犹豫可以参考 WHO 提供的调查工具（Larson et al.，2015），需要了解疫苗接受方的基本情况，包括年龄、性别、民族、居住地类型、职业、受教育程度、经济收入、婚姻状况等；调查对象的监护对象的基本情况，包括与调查对象关系、年龄、性别、受教育程度等；调查对象的监护对象的疫苗接种经历及行为，包括疫苗犹豫史、疫苗接种史、疫苗不良反应史和疫苗接种行为史等（这会影响疫苗的接种）；调查对象对儿童疫苗知识，包括疫苗的作用、分类、选择、接种方式和人群影响等（这也影响疫苗的接种）。同样，调查对象对儿童疫苗接种态度，包括接种国家免疫规划疫苗和非国家免疫规划疫苗的意愿、疫苗必要性等指标评价，以及调查对象所在接种环境及影响因素，包括疫苗信息来源、接种环境、生活压力等也影响疫苗的接种。

评价疫苗犹豫时，可以根据每次调查目的的不同，对调查质量加以控制；设计调查方案，制定科学、可行的调查表，调查方案和调查表设计完成后邀请专家进行审核、修改；正式调查前进行小样本量的预调查，检验调查问卷中存在的问题，进一步修改、完善。严格按照调查问卷选择合适的时间段开展调查，初次拒绝者合理调整调查时间再次调查，一般拒绝 3 次记为失访，填写"失访对象信息登记表"，记录个人基本信息和失访原因；问卷完成后当场统一收回，并现场复核、及时补漏，确保问卷完整性；问卷录入采用双人双录入原则，每份调查问卷由双人录入，并进行数据库一致性比对，对不相符的关键变量查阅原始调查表的记录，直至一致性比对相符，来保证问卷的录入质量。

（崔富强　杨　焕）

参考文献

曹雷，王华庆，郑景山，等（2012）. 中国扩大国家免疫规划疫苗接种率调查分析. 中国疫苗和免疫，18：419-424，478.

曹雷，郑景山，于石成，等（2014）. 2013 年全国以乡为单位适龄儿童国家免疫规划疫苗接种率调查的抽样设计. 中国疫苗和免疫，20：481-485，555.

陈召青，王诗远，杨舒静，等（2014）. 逆向累积分布图及其在疫苗免疫原性数据分析中的应用. 中国卫生统计，31：337-339.

程晓明（2007）. 卫生经济学. 北京：人民卫生出版社.

国家卫生和计划生育委员会（2015）. 2015 中国卫生和计划生育统计年鉴. 北京：中国协和医科大学出版社.

国家卫生健康委（2019）. 2018 年全国法定传染病疫情概况. http://www.nhc.gov.cn/jkj/s3578/201904/050427ff32704a5db64f4ae1f6d57c6c.shtml. 引用时间 2020-01-20.

胡善联（2005）. 疾病负担的研究（上）. 卫生经济研究，7（05）：22-27.

李娟（2013）. 上市后疫苗流行病学效果评价方法. 中国疫苗和免疫，19（3）：274-278.

李俊华（2011）. 乙肝后肝硬化肝癌患者经济负担及影响因素分析. 山西医科大学.

梁森（2011）. 中国新生儿乙肝免疫预防策略决策分析和成本效益评价. 郑州大学.

罗凤基，袁立国，杨立清（2003）. 批质量保证抽样的原理和方法. 中国计划免疫，9（5）：307-310.

骆晓艳，高志刚，陈伟，等（2013）. 儿童疫苗接种率调查抽样方法的评价. 中国预防医学杂志，14：526-529.

吕静静（2013）. 山东省新生儿乙肝疫苗免疫策略经济学评价研究. 山东大学.

莫秀婷（2015）. 我国宫颈癌预防策略的经济学评价. 山东大学.

全国人民代表大会（2019）．中华人民共和国疫苗管理法．

沈立萍，龚晓红，王锋，等（2013）．乙型肝炎疫苗长期免疫效果评价及免疫持久性研究．中华微生物学和免疫学杂志，33：6-10.

史武杰（2011）．长治地区乙肝相关疾病经济负担研究．山西医科大学．

宋全伟（2016）．六种国家免疫规划针对传染病不同阶段发病和死亡变化趋势的研究．北京：中国疾病预防控制中心．

孙谨芳，么鸿雁，于石成，等（2015）．1990 年和 2010 年中国 3 种细菌性脑膜炎疾病负担情况．疾病监测，30：1008-1013.

孙丽，郭敬云，李静，等（2018）．接种医生与家长对二价脊髓灰质炎疫苗的知信行影响因素比较分析．医学动物防制，34：715-721.

孙利华（2016）．药物经济学．北京：中国医药科技出版社．

王滨有（2004）．流行病学方法——第五讲 疾病负担的研究方法与应用．中国地方病学杂志，23（5）：511-512.

王国强（2015）．中国疾病预防控制 60 年．北京：中国人口出版社．

王华庆，张国民，梁晓峰（2010）．我国疫苗上市后规范化评价的现状与对策．中国疫苗和免疫，16：466-469.

王小玲，郑景山，曹雷，等（2012）．计算机辅助移动电话调查方法在儿童预防接种率抽样调查中的应用与评价．中国疫苗和免疫，18：555-560.

王亚丽，董铎，王丹，等（2015）．美国疫苗上市后安全性监测给我们的启示．中国药事，29（09）：908-911.

卫生部办公厅，国家食品药品监督管理局办公室（2011）．全国疑似预防接种异常反应监测方案，17（1）：78-87.

武文娣，刘大卫，李克莉，等（2015）．利用比例失衡分析方法分析无细胞百日咳 - 白喉 - 破伤风联合疫苗预防接种异常反应可疑信号．中国疫苗和免疫，21：331-335，344.

武文娣，刘大卫（2016）．疫苗上市后安全性主动监测及其流行病学研究方法．中国疫苗和免疫，22：221-229，237.

许涤沙（2011）．轮状病毒疫苗安全性：世界卫生组织美洲区上市后监测．中国疫苗和免疫，17（4）：384-385.

于石成，周脉耕，刘世炜，等（2015）．中国 1990 与 2010 年感染性疾病的疾病负担研究 中华预防医学杂志，621-624.

詹思延，叶冬青，谭红专（2016）．流行病学．北京：人民卫生出版社．

张玫（2015）．常规免疫接种率监测现状与质量评估方法．中国疫苗和免疫，21：450-457.

张玫（2016）．常规免疫接种率监测质量评估方法及其应用研究．北京：中国疾病预防控制中心．

中华预防医学会（2018）．肺炎球菌性疾病免疫预防专家共识（2017 版）．中国预防医学杂志，19（3）：161-191.

周倩，刘卫民，陈霖祥，等（2018）．山东非法经营疫苗系列案对深圳市儿童家长预防接种态度和行为的影响．中国疫苗和免疫，24：230-236.

朱珊，常捷，计文婧，等（2018）．西安市家长对儿童疫苗的接种态度与迟疑情况调查．中国药事，32：136-141.

Agency EM（2013）. Guideline On Good Pharmacovigilance Practices：module Viii-postauthorisation safety studies-Accessed date 2020-01-20.

Amy L，Pia H M，Karin P，et al（2016）. Real-time real-world analysis of seasonal influenza vaccine effectiveness：method development and assessment of a population-based cohort in stockholm county，Sweden，seasons 2011/12 to 2014/15. Euro Surveillance，21（43）：30381.

Andrews NJ（2001）. Statistical assessment of the association between vaccination and rare adverse events post-licensure. Vaccine，20（Suppl 1）：S49-S53.

National Vaccine Advisory Committee（2015）. Assessing the state of vaccine confidence in the United States：recommendations from the National Vaccine Advisory Committee：approved by the National Vaccine Advisory Committee on June 9，2015. Public Health Rep，130：573-595.

Belongia EA，Irving SA，Shui IM，et al（2016）. Real-time surveillance to assess risk of intussusception and other adverse events after pentavalent，bovine-derived Rotavirus vaccine. Pediatr infect Dis J，29（1）：1-5.

Bianco A，Mascaro V，Zucco R，et al（2019）. Parent perspectives on childhood vaccination：how to deal with vaccine hesitancy and refusal? Vaccine，37：984-990.

Bianco A，Pileggi C，Iozzo F，et al（2014）. Vaccination against human Papilloma Virus infection in male adolescents：knowledge，attitudes，and acceptability among parents in Italy. Hum Vaccin Immunother，10：2536-2542.

Bin-Chia WD，Nathorn C，Huey-Yi C，et al（2015）. Choosing between 7-，10- and 13-valent pneumococcal conjugate vaccines in childhood：a review of economic evaluations（2006-2014）. Vaccine，33（14）：1633-1658.

Braun MM，Ellenberg SS（1997）. Descriptive epidemiology of adverse events after immunization：reports to the Vaccine Adverse Event Reporting System（VAERS），1991-1994. Pediatrics，131（4）：529-535.

Bruce MG，Dana B，Debby H，et al（2016）. Antibody levels and protection after hepatitis B vaccine：results of a 30-year follow-up study and response to a booster dose. J Infect Dis,214(1)：16-22.

Committee NVAJPHR（2015）. Assessing the State of Vaccine Confidence in the United States：Recommendations from the National Vaccine Advisory Committee the National Vaccine Advisory Committee，130（6）：573.

Confavreux C，Suissa S，Saddier P，et al（2001）. Vaccinations and the risk of relapse in multiple sclerosis. New Engl J Med，344（5）：319-326.

Davis RL，Margarette K，Edwin L，et al（2005）. Active surveillance of vaccine safety：a system to detect early signs of adverse events. Epidemiology，16（3）：336-341.

Dirmesropian S，Wood JG，MacIntyre CR，et al（2015）. A review of economic evaluations of 13-valent pneumococcal conjugate vaccine（PCV13）in adults and the elderly. Human Vaccin Immunother，11（4）：818-825.

Dolk C，Eichner M，Welte R，et al（2016）．Cost-utility of quadrivalent versus trivalent influenza vaccine in Germany，using an individual-based dynamic transmission model. Pharmacoeconomics，34（12）：1299-1308.

Drolet M，Laprise JF，Boily MC，et al（2014）．Potential cost-effectiveness of the Monavalent human papilloma virus（HPV）．Vaccine Int J Cancer，134（9）：2264-2268.

Elisabeth BN，Paul V，Stephane P，et al（2013）．Staphylococcal vaccine development：review of past failures and plea for a future evaluation of vaccine efficacy not only on Staphylococcal infections but also on mucosal carriage. Expert Rev Vaccines，12（11）：1249-1259.

Fischer WCL，Igor R，Li L，et al（2013）．Global burden of childhood pneumonia and diarrhoea. Lancet（London，England），381（9875）：1405-1416.

Garland SM，Kjaer SK，Nubia M，et al（2016）．Impact and effectiveness of the quadrivalent human Papilloma virus vaccine：a systematic review of 10 years of real-world experience. Clin Infect Dis，63（4）：519-527.

Geynisman DM，Chien CR，Smieliauskas F，et al（2014）．Economic evaluation of therapeutic cancer vaccines and immunotherapy：a systematic review. Hum Vaccin Immunothe，10（11）：3415-3424.

Glanz JM，McClure DL，Stanley X，et al（2006）．Four different study designs to evaluate vaccine safety were equally validated with contrasting limitations. J Clin Epidemiol，59（8）：808-818.

Griffin MR，Miles BM，James BK（2009）．What should an ideal vaccine postlicensure safety system be? Am J Public Health，99（Suppl 2）：S345-350.

Hartzler A，Wetter T（2014）．Engaging patients through mobile phones：demonstrator services，success factors，and future opportunities in low and middle-income countries. Yearb Me inform，9：182-194.

Hawken S，Potter BK，Little J，et al（2016）．The use of relative incidence ratios in self-controlled case series studies：an overview. BMC Med Res Methodol，16（1）：126.

Helen M，Ann W（2014）．A review of preclinical animal models utilised for Tb vaccine evaluation in the context of recent human efficacy data. Tuberculosis（Edinburgh，Scotland），94（2）：105-110.

Irene P，Ian D，Heather W（2016）．Self controlled case series methods：an alternative to standard epidemiological study designs. BMJ（Clinical Research Ed.），354：i 4515.

Isabel C，Santiago PC，Juan DL，et al（2013）．Systematic review of economic evaluation analyses of available vaccines in Spain from 1990 to 2012. Vaccine，31（35）：3473-3484.

Jackson ML，Chung JR，Jackson LA，et al（2017）．Influenza vaccine effectiveness in the United States during the 2015—2016 season. N Engl J Med，377（6）：534-543.

James B，Julianne G，Edwin L，et al（2011）．The vaccine safety datalink：a model for monitoring immunization safety. Pediatrics，127，Suppl1：S45-S53.

Julianne G，Allison N，Irene S，et al（2011）．Monitoring the safety of quadrivalent human

Papillomavirus vaccine：findings from the vaccine safety datalink. Vaccine，29（46）：8279-8284.

Lambert SM，Markel H（2000）. Making history：Thomas Francis，Jr，Md，and the 1954 salk Poliomyelitis vaccine field trial. Arch Pediatr Adolesc Med，154（5）：512-517.

Larson HJ，Jarrett C，Eckersberger E，et al（2014）. Understanding vaccine hesitancy around vaccines and vaccination from a global perspective：a systematic review of published literature，2007-2012. Vaccine，32：2150-2159.

Larson HJ，Jarrett C，Schulz WS，et al（2015）. Measuring vaccine hesitancy：the development of a survey tool. Vaccine，33（34）：4165-4175.

Larson HJ，Julianne G，Eric W，et al（2011）. Monitoring vaccine safety using the vaccine safety datalink：utilizing immunization registries for pandemic influenza. Vaccine，29（31）：4891-4896.

Larson WA，Mccloskey L，Mwale M，et al（2018）. "When You Are injected，the Baby Is Protected" assessing the acceptability of a maternal Tdap vaccine based on mothers' knowledge，attitudes，and beliefs of pertussis and vaccinations in Lusaka，Zambia. Vaccine，36：3048-3053.

Larson WA，Mitrovich R，Mwananyanda L，et al（2019）. Maternal vaccine knowledge in low- and middle-income countries-and why it matters. Hum Vaccin Immunother，15：283-286.

Li Y，Chu SY，Yue C，et al. Immunogenicity and safety of Measles-Rubella vaccine co-administered with attenuated Japanese encephalitis Sa 14-14-2 vaccine in infants aged 8 months in China：a non-inferiority randomised controlled trial. Lancet Infect Dis，2019，19（4）：402-409.

Lodeiro-Colatosti A，Reischl U，Holzmann T，et al（2018）. Diphtheria outbreak in Amerindian communities，Wonken，Venezuela，2016—2017. Emerg Infect Dis，24：1340-1344.

Luyten J，Bruyneel L，Van Hoek AJ（2019）. Assessing vaccine hesitancy in the UK population using a generalized vaccine hesitancy survey instrument. Vaccine，37：2494-2501.

Michael G（2017）. 21st Century Cures Act. Hosp Pharm，52（4）：264-265.

Miller E，Waight P，Farrington CP，et al（2016）. Idiopathic thrombocytopenic purpura and MMR vaccine. Arch Dis Child，84（3）：227-229.

Murhekar M（2017）. Epidemiology of diphtheria in India，1996-2016：implications for prevention and control. Am J Trop Med Hyg，97：313-318.

Nyaaba AM，Benjamin B，Aputere NJ（2017）. Evaluation of immunization coverage and its associated factors among children 12-23 months of age in techiman municipality，Ghana，2016. Arch Public Health，75：28.

Ott Jördis J，Janna KB，Smith TJ，et al（2013）. Influenza vaccines in low and middle income countries：a systematic review of economic evaluations. Hum Vaccin Immunother，9（7）：1500-1511.

Park M，Jit M，Wu JT（2018）. Cost-benefit analysis of vaccination：a comparative analysis of eight approaches for valuing changes to mortality and morbidity risks. BMC Medicine，16：731-734.

Puluotejin（2011）. 疫苗学. 梁晓峰译. 北京：人民卫生出版社.

Quinn SC，Jamison AM，An J，et al（2019）. Measuring vaccine hesitancy，confidence，trust and flu vaccine uptake：results of a national survey of white and african american adults. Vaccine，37：1168-1173.

Rosso A，Massimi A，De Vito C，et al（2019）. Knowledge and attitudes on pediatric vaccinations and intention to vaccinate in a sample of pregnant women from the city of Rome. Vaccine，37：1954-1963.

Sanchayan K，Fernandopulle R，Amarasinghe A，et al（2017）. Active safety monitoring of Measles-Mumps-Rubella vaccine in the National Immunisation Programme of Sri Lanka. Ceylon Med J，62（1）：12-19.

Sherman RE，Anderson SA，Dal Pan GJ，et al（2016）. Real-world evidence-what is it and what can it tell us? N Engl J Med，375（23）：2293-2297.

Ucakar V，Fafangel M，Kraigher A（2018）. Vaccine confidence among mothers of young children，slovenia，2016. Vaccine，36：5544-5550.

Vlieger AM，Vliet MV，Jong MC（2011）Attitudes toward complementary and alternative medicine：a national survey among paediatricians in the Netherlands. Eur J Pedratr，170（5）：619-624.

Wallace AS，Wannemuehler K，Bonsu G，et al（2019）. Development of a valid and reliable scale to assess parents' beliefs and attitudes about childhood vaccines and their association with vaccination uptake and delay in Ghana. Vaccine，37：848-856.

Wendi W，Dawei L，Keli L，et al（2017）. Post-marketing safety surveillance for inactivated and live-attenuated Japanese encephalitis vaccines in China，2008—2013. Vaccine，35（29）：3666-3671.

World Health Organization（2015）. A Growing Challenge for Immunization Programmes. Geneva：WHO.

World Health Oragnization（2015）. Global Manual On Surveillance of Adverse Events Following Immunizatio. Geneva：WHO.

World Health Oragnization（2019）. Measles Key Facts. https://www.who.int/news-room/fact-sheets/detail/measles. Accessed date 2020-01-20.

World Health Oragnization（2010）. New Vaccine Post-Introduction Evaluation（Pie）Tool. Geneva：WHO.

World Health Oragnization（2014）. Principles and Considerations For Adding A Vaccine to A National Immunization Programme-from Decision to Implementation and Monitorin. Geneva：WHO.

World Health Oragnization（2019）. Ten Threats to Global Health. Geneva：WHO.

World Health Oragnization（2012）. Immunization Safety Surveillance：Guidelines for Immunization Programme Managers on Surveillance of Adverse Events Following Immunization（3rd edition）. Geneva：WHO.

Xiaofeng L，Shengli B，Weizhong Y，et al（2013）. Reprint of：epidemiological serosurvey of hepatitis B in China—declining HbV prevalence due to hepatitis B vaccination. Vaccine，31 （Suppl 9）163-166.

Zink RC，Qin H，Lu YZ，et al（2013）. Statistical and graphical approaches for disproportionality analysis of spontaneously-reported adverse events in pharmacovigilance. Chin J Nat Med，11（3）314-320.

第五章 新疫苗纳入国家免疫规划评价

疫苗在预防和控制传染病方面发挥了巨大作用。当疫苗的价值被公众认知并且期待用疫苗预防疾病的时候，越来越多的新疫苗也被研发出来。随着新疫苗的上市和使用，不断要有新的疫苗被纳入国家免疫规划中，如过去的 20 年中，乙型肝炎（乙肝）疫苗、b 型流感嗜血杆菌疫苗、轮状病毒疫苗、人乳头瘤病毒（HPV）疫苗、脊髓灰质炎灭活疫苗等在很多国家已经被纳入国家免疫规划，成为实现全民健康覆盖的关键指标。事实证明，疫苗被纳入国家免疫规划，能够使疫苗的作用得到最大的发挥，也最能体现公共卫生的公平性。当然，免疫规划的实施也需要大量的卫生资源投入，以保证免疫规划工作顺利开展，包括保证疫苗的供应以保持较高的接种率、持续开展疫苗针对疾病的监测和确保免疫服务系统正常运转等。新疫苗被纳入国家免疫规划中，是一项重要的公共卫生决策，为保证决策科学，必须有健全的、系统的、科学的疫苗循证体系，开展循证决策工作。

WHO 免疫战略专家咨询委员会（Strategic Advisory Group of Experts，SAGE）为全球疫苗的使用提供最权威的指导意见，成熟的意见会以立场文件（position paper）在 WHO 的专业期刊（weekly E，WER）发布。在国家决策机制中，国家免疫规划技术咨询委员会（National Technical Advisory Group，NITAG）为拟纳入国家免疫规划疫苗提供循证的推荐意见。例如，美国的免疫服务实践咨询委员会（Advisory Committee on Immunization Practices，ACIP）就是全球最具代表性的专家委员会，为美国实施免疫规划服务提供非常专业的指导意见。为落实《国务院办公厅关于进一步加强疫苗流通和预防接种管理工作的意见》，国家卫生和计划生育委（国家卫生计生委）于 2017 年 10 月 26 日正式成立了首届国家免疫规划专家咨询委员会（National Immunization Advisory Committee，NIAC），委员会主要由来自流行病与卫生统计学、病原微生物学、疫苗学、临床医学、免疫学、卫生政策与卫生经济学、免疫预防实践等相关领域的 27 位国内著名专家组成，具有很高的学术权威性，主要从技术层面负责国家免疫规划政策制定，综合评估疫苗可预防疾病负担和疫苗安全性、有效性、生产供应能力等，以及对其进行卫生经济学评价，并形成决议。同时，国家卫生和计划生育委员会授权中国疾病预防控制中心于 2017 年 12 月 8 日正式组建首届国家免疫规划技术工作组。技术工作组主要由来自国家及部分省、市疾病预防控制中心，中国食品药品检定研究院，全国权威医疗机构，著名高等医学院校的相关专家和业务骨干组成。技术工作组包括 3 个常设工作组（国家免疫规划疫苗程序协调工作组、通用技术规范工作组和循证决策方法工作组）和 13 个专题工作（脊髓灰质炎疫苗、麻风腮联合疫苗、乙肝疫苗、戊型肝炎疫苗、流行性脑膜炎疫苗、Hib 疫苗、水痘疫苗、肺炎球菌疫苗、轮状病毒疫苗、狂犬病疫苗、流感疫苗、霍乱疫苗、HPV 疫苗）组。技术工作组的主要职责是为专家咨询委员会提供循证支持和技术准备，收集、整理、分析和评估疫苗可预防疾病的疾病负担，疫苗安全性、有效性，预防接种服务等方面的科学证据，为制定和修订预防接种工作规范、疫苗免疫程序和疫苗使用技术指南等提供技术支持，为专家咨询委员会审议议题进行技术准备。

WHO 对于新疫苗纳入国家免疫规划的指导意见提出，推荐意见要源于系统的、可信的和公开透明的证据筛选、审阅和合成过程。推荐意见的证据应包括疾病、疫苗、能力 3 个方面。疾病方面包括预防疾病公共卫生价值、疾病负担严重性、已采取的其他防控措施及其效果等具体要素；疫苗方面包括安全性、性能、成本、供应、经费保障、成本效益等具体要素；能力方面包括来自于免疫规划系统和卫生系统的冷链、人员、监测、应急处置、沟通交流等具体要素（WHO，2014）。WHO 的指导意见已经成为各国践行免疫规划服务实践的引领性文件，国家的 NIAC 为疫苗纳入国家免疫规划的决策发挥关键作用。

一、有关疾病的问题

（一）疾病防控的优先性

国家在防控疾病中，都会面临较多的卫生问题。在众多的问题中需要去解决哪个问题，或者优先关注哪些地区、哪些人群，在资源有限的情况下，这就需要先确定工作重点。哪些问题需要优先解决？要采取什么干预措施？决策者可能需要在不同问题之间进行评估，在不同干预措施间进行选择，从而做出正确的决策。在有关疾病的问题上，应考虑疾病的严重性、与国家规划的一致性、公众和医学界的认可程度、采取措施的公平性、是否为 WHO 推荐的重点疾病等。

1. 疾病的严重性　疫苗可预防的疾病负担，是确定对疫苗是否有迫切需求、是否需要纳入国家免疫规划的前提和关键证据。我国面临很多传染病的问题，传染病负担主要有感染年龄早、儿童发病多见、呼吸道和肠道感染常见、感染后存在慢性感染或造成残疾、对妇幼人群的健康影响较大等特点。因此，针对这些疾病的疫苗（现有的和未来的）将是疫苗研发的重点。此外，一些慢性传染性疾病防治已成为全球新的焦点，因此能够预防诱发癌症的常见疾病的疫苗，如乙肝疫苗（预防肝癌）和 HPV 疫苗（预防宫颈癌），也越来越多地被定为重点疫苗。

2．与国家防病规划的一致性　国家根据疾病负担，制定出疾病防治策略，对优先和重点防控的疾病都有规划。国家确定的重点疾病，如果有针对的疫苗，它们往往会成为国家免疫规划考虑纳入的疫苗。实际上，WHO 建议关于国家卫生发展规划或战略的重要政策文件中，应把免疫规划作为实现规划或战略目标的一项重要的策略措施。例如，我们的规划目标为保持无脊髓灰质炎且需减少疫苗相关病例的发生，这样灭活脊髓灰质炎疫苗（IPV）就作为国家防病的规划疫苗纳入国家免疫规划中。如果国家规划要降低儿童死亡率，而肺炎和严重腹泻是儿童死亡的两个主要死因，减少这些疾病负担的疫苗，如肺炎球菌疫苗和轮状病毒疫苗，与降低儿童死亡的目标一致，国家应将其列为重点。

3．公众和医学界的共识　公众及医学界对疾病和疫苗的认知也应是确定工作重点的主要因素。公众对预防疾病的重要性认识得越多，疫苗的接种越会受到肯定。社区对疾病认知得越多、越感知到疾病的重要影响，他们对疫苗的接受度和需求将越大。同样，医学界对防治疾病的共识也直接影响疾病是否需要优先考虑，疫苗是否需要纳入国家免疫规划。例如乙肝疫苗在 1992 年被纳入国家免疫规划管理，即是因为疾病负担重，公众和学术界都将它作为重点控制的疾病。有些疾病，如流行性脑脊髓膜炎和乙型脑炎死亡率可能不高，但会在公众和临床医生中引发恐惧，而且一旦暴发，会严重破坏卫生服务。在它们出现流行后，管理者、医学界和公众往往认为这些疾病应该是最优先考虑的疾病。

4．干预措施的公平性　疫苗的接种是最能体现公平性的干预措施，也是 WHO 推荐用于控制疾病的优先干预策略。由于传染病可以造成人群的发病，接种疫苗的人不仅可以预防自身免于感染某种疫苗可预防疾病，也能保护他人免受这种传染病的感染。同时，纳入国家免疫规划的疫苗，由于预防接种实现了免费，它们的可及性提高，所以无论是谁、在哪里出生，适龄人群都可能有同样的机会获得接种。某些疫苗可预防疾病严重影响一些特定人群，通过接种疫苗预防这些疾病，减少高风险人群（如经济落后地区人群）的疾病负担，将会改善公平性。因此，免疫规划能够比治疗或其他卫生服务更有效地普及到各个需要的人群，也是实现公共卫生服务公平性的最好措施之一。

5．WHO 推荐的疫苗　WHO 根据疾病流行情况和造成的疾病负担，确定了优先控制的疾病，对需要优先控制的疾病提出一些策略。国家层面的决策者也可以优先考虑已被 WHO 推荐和（或）与全球和各个大区工作目标和策略一致的疫苗，如 2012 年由世界卫生大会批准的《全球疫苗行动计划》（GVAP）中有一项到 2020 年实现的目标即为"开发和新纳入疫苗、改良疫苗和新技术"，这个目标就是鼓励成员国将更多的新疫苗纳入国家免疫中，让更多的人群受益。2016 年，WHO 建议所有成员国要在 5 月 1 日将至少 1 剂次的 IPV 疫苗纳入国家免疫规划，实现 OPV 向 IPV 转换，我国和其他国家同步将 IPV 纳入国家免疫规划，第一针接种使用 IPV 疫苗。

（二）疾病负担

在决定拟纳入国家免疫规划的疫苗时，疾病的流行强度及其对健康的影响，是决策者和国家免疫规划专家咨询委员会需要的关键信息。疾病负担数据可包括年龄别发病率、死亡率、住院率和致残率，慢性感染的疾病还包括患病率，如宫颈癌、慢性乙型肝炎等。考虑到有些病没有纳入监测系统、监测系统的灵敏度有问题，或实验室诊断有困难等因素，得不到全面疾病负担的监测结果时，可以依据其他特定国家的监测数据、专门研究、数学模型估计的疾病负担，决定是否将疫苗纳入国家免疫规划。确定疾病负担，还需要了解近期感染和远期疾病的转归、感染的人群和地区分布、年龄特征等关键指标。

（三）与其他防控措施比较

决策者考虑将新疫苗纳入国家免疫规划时，还要考虑是否有其他防控措施，并与预防接种策略进行比较。应对各干预措施的相对效果和成本进行比较，同时也要考虑可行性、操作性和实用性，产生效果需要的时间，随时间是否会发生流行病学变化，以及每个干预相关的利弊和后果。此外，许多新疫苗，包括 Hib 疫苗、肺炎球菌疫苗和轮状病毒疫苗，只能预防相同或类似症状疾病的一部分，如腹泻或肺炎，而且疫苗并不能防止所有型菌株或病原体引起的疾病。要显著降低这些疾病负担，需要整合疫苗和其他有效的干预措施。

二、有关疫苗的问题

（一）疫苗的性能

疫苗的性能包括疫苗的安全性、效力、保护效果和持久性；疫苗接种的起始年龄和接种效果最佳的年龄；接种疫苗后是否可以产生附加价值，如间接（群体）

免疫、交叉保护等。疫苗安全性指标包括各种不良反应的频率和严重程度；疫苗效力数据来自于临床试验，它尽力确保每个方面都处于理想条件下；疫苗保护效果是免疫规划项目实施后产生的保护，反映的是实际情况下疫苗在目标人群的性能；此外，其他疫苗性能因素还有产生效力的最小年龄或效果最佳的年龄、保护持久性等。疫苗在注册上市前，这些特点均已经进行过研究，上市后仍需在真实世界进行验证，研究结果也会对改进疫苗的质量和提升疫苗的品质发挥作用。

（二）疫苗的特性

疫苗的特性与免疫规划实施有更强的相关性，也会对经费需求产生影响。与疫苗特性相关的内容有配方（包括多抗原、单抗原，冻干、液体，热稳定性、冷敏感性）、剂型（单人份、多人份）、包装体积（包括是否为预填充注射器）、存储要求、接种技术等。了解并比较各类产品的特性，可帮助评估其可能的储运要求、损耗率、辅助设备（如注射器）需求和潜在影响，如增加卫生工作者准备疫苗接种的负担等。决策者可以根据一种决定因素做出选择，也可以在综合多因素后做出选择。疫苗的特性决定其在什么条件下储存和运输，也决定其使用的免疫程序和接种后的效果。

1. 疫苗安全性　疫苗上市后的安全性评价主要目的是检测在疫苗上市前的临床试验中很少发生的 AEFI。AEFI 监测对于确定可能与疫苗接种有关的罕见或意外的不良事件非常重要，尤其是在医院哨点监测系统中与疫苗相关疾病的监测（Bentsi-Enchill et al.，2013）。国家监管机构应该规定疫苗安全相关数据定期报告的内容和时间。疫苗上市许可证持有者应该证明他们有足够的能力和适当的工作人员来收集、解释和处理收集到的安全数据。同时还要准确确定与每个 AEFI 报告相关的疫苗和批号。

例如甲型肝炎（甲肝）是美国流行性肝炎的主要原因，在上市前的试验中，灭活的甲肝疫苗（VAQTA，Merck）在成人和 2 岁以上的儿童中表现出普遍良好的耐受性、可有效诱导免疫力。在批准上市后，安全性评价结果显示的 8 个相对较高的风险，都可以用多重比较或季节性变化的效应来解释。它没有甄别出与疫苗有关的严重不良事件，从总体上看疫苗的耐受良好。这些数据支持继续常规使用甲肝疫苗进行儿童和成人免疫接种（Black S et al.，2004）。

我国 2009 年甲型 H1N1 流感疫苗上市后，为了评价接种疫苗后是否会发生吉兰 - 巴雷综合征（Guillain-Barre Syndrome，GBS），研究人员比较了 2006 年 1 月至 2010 年 3 月间全国 15 岁以下儿童中报告的急性弛缓性瘫痪（AFP）和 GBS 病例，并分析接种甲型 H1N1 流感疫苗期间，是否 GBS 发生有增高趋势。结果显示，在 2009 年 9 月至 2010 年 3 月间，我国报告 GBS 病例并未随接种甲型 H1N1 疫苗有上升趋势，结果证实接种甲型 H1N1 流感疫苗不会导致 GBS 的发生，安全性较好（图 5-1）（Liang XF et al.，2011）。

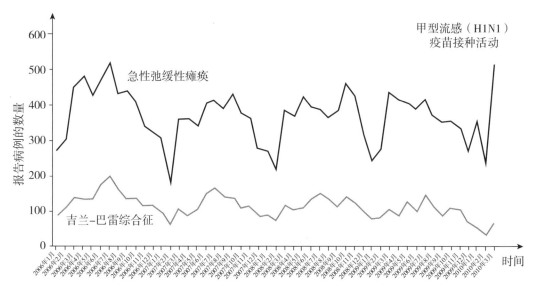

图 5-1　2006 年 11 月至 2010 年 3 月全国 15 岁以下儿童中报告的 AFP 和 GBS 病例
引自 Liang XF．Safety of influenza A（H1N1）vaccine in postmarketing surveillance in China. Engl J Med，2011，364：638-47

　　2. 血清转化率 / 血清保护率　血清转化率（seroconversion）指接种疫苗后血清抗体浓度或滴度的升高达到预先确定的值。对于接种前未检出抗体 [低于检测下限（LLOD）或低于定量下限（LLOQ）] 的受试者，血清转化率定义为接种后血清抗体浓度或滴度的升高达到某定量水平的人数占接种疫苗总人数的百分比。而对于接种前已存在抗体的受试者，血清转化率定义为接种后抗体滴度或浓度较接种前达到成倍的增长（增长倍数根据疫苗的不同而有所区别，可以是 2 倍、4 倍、8 倍或更高倍数）的人数占接种疫苗总人数的百分比。在Ⅲ期临床研究时，往往采取严格的随机对照研究，例如，在评价肠道病毒 71 型（enterovirus 71，EV71）疫苗的血清转化率时，将血清转换定义为接种 EV71 疫苗前抗体滴度小于 1：8，而在接种后滴度为 1：8 或更高，或者抗体滴度增加 4 倍以上（Zhu et al.，2014）。同理，血清保护率（seroprotection）指接种后血清抗体浓度或滴度高于已知的保护性水平的人数占接种疫苗总人数的百分比。

疫苗上市后，血清学的转化率 / 保护率需要真实世界研究，反映真实的血清保护率，研究条件和实际情况相同，要求的样本量相对也要大一些。例如我们在第 5 章中的例子，研究人群为了评估儿童 8 个月大时联合接种这些疫苗对麻疹风疹疫苗免疫原性的影响，在 8 个县（区）进行了多中心、开放性、非劣效性、两组随机对照试验，检测了麻疹、风疹的血清转化率，发现联合接种两种疫苗具有很好的血清转化率，接种效果和单独接种一种疫苗相当。

3．疫苗保护效果 评价疫苗对预防疾病或感染的金标准是前瞻性、随机、双盲、对照的保护效力试验。疫苗效力指免疫人群相对于未免疫人群发病率下降的百分率，为直接保护作用。

疫苗保护效力（VE）$= (R_p - R_v)/R_p \times 100\% = 1 - RR$

R_p：安慰剂对照组发病率（人年）

R_v：实验组疫苗组发病率（人年）

当以预防疾病作为判定终点的效力试验存在实施与伦理上的困难时，应努力发现、建立保护作用与免疫学指标之间的相关联系，确定疫苗可预防性疾病的免疫学替代终点水平，即由疫苗诱导产生的、与接种疫苗后临床终点事件（感染或发病）的发生相关、可以用以预测疫苗保护效果的免疫学反应指标（体液或细胞免疫）（顾伟 等，2017）。

评价疫苗效果最直接可靠的方法是研究疫苗接种后的流行病学效果，即疫苗对人群实际保护效果的现场调查，其反映的是疫苗大规模应用后预防疾病发生的真实情况（Wichmann et al.，2017；Weinberg et al.，2010），用以确定该疫苗在常规应用时的有效性。2009 年 9 月，首个单价 2009 年甲型 H1N1 流感疫苗在问世后，在北京开展了大规模疫苗接种。共有 95 244 名儿童和成人接种了 15 µg 的单价裂解疫苗，研究者通过加强被动监测系统和主动监测、使用日记卡和电话采访评估了免疫接种后的不良事件，比较了 2009 年 H1N1 病毒感染报告的实验室确诊病例中接种疫苗的学生与未接种疫苗的学生在大规模接种疫苗两周后的感染率。截至 2009 年 12 月 31 日，193 名疫苗接种者报告了不良事件。通过医院的主动监测，在大规模接种疫苗后 10 周内发现了 362 例突发神经系统疾病，包括 27 例吉兰 - 巴雷综合征。但在接种疫苗的人群中没有发生任何神经系统疾病。来自 245 所学校的 25 037 名学生接种了疫苗，244 091 名学生没有接种。2009 年 10 月 9 日至 11 月 15 日期间，接种疫苗的学生中每 10 万学生中确诊的 H1N1 病毒感染病例为 35.9 例（25 037 例中有 9 例），未接种疫苗的学生中每 10 万学生中有 281.4 例（244 091 例中有 687 例），接种疫苗和未接种疫苗的学生之间 H1N1 病毒感染

累积发病率的差异随着时间的推移而增加（图 5-2）。因此，估计疫苗的有效性为
87.3%（95% CI 为 75.4% ~ 93.4%）。结果证明接种疫苗对学龄儿童确诊的 H1N1
病毒感染有效（Wu et al.，2010）。

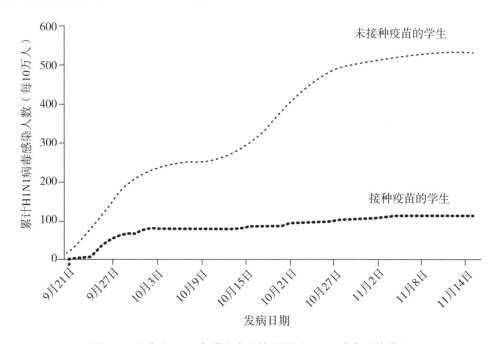

图 5-2　北京市 2009 年学生人群接种甲型 H1N1 疫苗后的效果
引自：Wu J，Xu F，Lu L. Safety and effectiveness of a 2009 H1N1 vaccine in Beijing. N Eng J Med，
2011，364：1181-1182.（转载已获授权）

4．疫苗免疫持久性　在获得上市许可证的初期，进行疫苗保护效力试验的
随访时间可能相对较短（如 6 ~ 12 个月），如果存在这种情况，可能不足以发现
保护效力的减少。如果可行，免疫持久性试验可以在疫苗效力试验中继续进行，
维持随机人群有足够的时间来评估随着时间推移的保护效力变化。此外，疫苗的
保护减弱程度（waning protection）也可以在上市后被评价。这些数据可用于指
示是否需要加强剂量以及最佳时机，并且还可以在加强剂量后评估效果（WHO，
2004）。

除使用模型进行时间序列模拟外（Magpantay et al.，2016），在疫苗上市
后，还可以长时间追踪观察Ⅲ期临床试验对象或建立大型队列、对抗体滴度和阳
转率等指标进行随访、观察疫苗接种后免疫指标的变化趋势及保护强度维持时
间。例如人乳头瘤病毒（HPV）疫苗（AS04-HPV-16/18 疫苗）的免疫持久性试验
（Schwarz et al.，2017；Guevara et al.，2017），追踪Ⅲ期临床试验中初次接种 3

剂次 AS04-HPV-16/18 疫苗的女性 10 年，测得她们的抗体滴度始终保持在先前研究的水平之上。这表明对于 15 ～ 55 岁的女性，疫苗引发了持续长达 10 年的免疫原性，可长期降低感染 HPV 的风险。美国阿拉斯加评估接种乙肝疫苗人群 30 年后各项指标的研究是非常好的一个疫苗免疫持久性研究（Bruce et al.，2016）。

（二）疫苗供应

考虑拟纳入疫苗时，要了解当前和未来的供应形势和未来可能的趋势。有许多因素会影响疫苗供应和价格。新疫苗上市早期，生产商少，价格很高，更多的生产商进入市场会降低价格。如果总供应量有限，那么将其纳入免疫规划会是个严重挑战。为避免这些问题，可能需要推迟新纳入疫苗的时间，或分阶段纳入，直到市场可满足疫苗的供应。如果某特定疫苗产品（如剂型或配方）供应有限，而且国家也确定需使用此疫苗，那么可以选择同类产品，直到确定的产品有足够供应时。此外，为降低短缺的可能性，可通过准确预测疫苗需求、监测疫苗接种率、改善库存管理、监测和降低疫苗损耗、保证及时付款给生产商、与供应商签订多年合同等方式促进疫苗的安全供应。

（三）疫苗经济学评价

1. 经济与财政因素　许多新疫苗的成本比传统的扩大免疫规划（EPI）疫苗（卡介苗、脊髓灰质炎疫苗、百白破疫苗、麻疹疫苗）高很多，因此考虑新纳入疫苗时，重要的因素就是将新疫苗纳入国家免疫规划的成本，以及如何筹资。免疫规划中新纳入疫苗时，用于决策的最常见和最实用的经济分析有 4 个方面，即成本、成本效益分析、预算和支付能力、资金缺口及筹资的可持续性。

（1）新纳入疫苗时需要考虑的成本：免疫规划新纳入疫苗时，需要估计成本，这时需要考虑新纳入疫苗所需要的所有工作和改变。这些工作包括准备工作，如扩增冷链系统、社会动员，以推广新疫苗和培训卫生工作人员等。需要考虑的还包括容易忽略的成本，如新疫苗针对疾病、接种率、疑似预防接种异常反应（AEFI）的监测成本，维修成本，扩大或处理新增垃圾的成本，其他隐性成本。通常决定纳入疫苗前，并没有这些工作的详细计划或预算；但决策者需要知道会有这些成本，以避免任何意外发生，确保提供充足的资金，以成功地新纳入疫苗。

（2）新纳入疫苗的成本效益分析：新疫苗的成本效益分析可以回答的问题包括国家免疫规划中纳入这个疫苗是否物有所值、能否达到一定的效果，如预防死亡和住院等。分析将新疫苗纳入免疫规划的经济成本，然后减去接种疫苗节约的成本，如治疗费用和（或）父母或照顾者的生产力损失等；还要估计新疫苗的影响（如每避免一个死亡或疾病所需的成本），估计发病和死亡的综合影响，或估计减少一个伤残调整生命年（DALY）或质量调整生命年（quality-adjusted life year，QALY）的成本。将这些成本效益比与其他干预或既定成本效果阈值进行比较，可以帮助决策者决定为获取额外的健康收益愿意支付多少成本。通过成本效益分析可以回答新疫苗或技术是否应该纳入国家免疫规划；特定疾病应选择哪一种疫苗；区域性接种和普及接种相比，哪种策略更符合成本效益；只有新纳入疫苗和同时结合其他干预措施相比，哪种策略更具有成本效益。疫苗的成本效益分析必须权衡考虑其他因素，如疾病在公共卫生中的优先位置、对改进公平性的影响，以及其他防控措施的效果。

（3）新纳入疫苗对国家预算和支付能力的影响的分析：决定是否新纳入疫苗时，应分析国家是否能承受疫苗及相关运营成本，包括短期和长期分析。分析预算或财政影响时要估计实际经费支出，也就是增加新疫苗的支出及其对不同时期的预算影响。如果中长期分析发现新纳入疫苗可以融入到免疫规划预算中，对其他疫苗或公共卫生项目没有显著影响，那么认为可以承受。如果新疫苗免疫规划的费用在某一年的政府卫生总预算中占很大比例，免疫规划项目可能会达到承受能力的极限，那么在未来几年需要努力调动资源，保证新疫苗的预算。

（4）新纳入疫苗产生的资金缺口和对财务可持续性影响的分析：估计新纳入疫苗免疫规划成本后，可分析当前和未来几年内每年的资金来源，估计未来几年内每年的资金缺口，包括资金缺口在各组成部分的明细分布（如疫苗、人员、运输等）。另外一个要考虑的重要因素是新纳入疫苗免疫规划在财政上的长期可持续性。如果因缺乏资金而暂停疫苗，可对疾病控制和卫生公平性产生严重影响；如果挪用其他卫生项目资金来支付新疫苗费用，则需要认真规划，确保其他重点卫生项目和服务不受影响。要保证新纳入疫苗和整体免疫规划筹资的可持续性，可采取调动额外资源、增加资金的可靠性、提高免疫规划项目的效率、减少额外的资源需求等策略。

疫苗经济学评价指采用分析性方法，来识别、测量、评估和比较替代性预防策略的成本和结果。目前，大多数疫苗的经济学评价主要集中在与健康效益相关的狭义范围，关注供给侧和需求侧的变化（Barnighausen et al.，2011）。除此之外，WHO 建立了一套概念框架用来评价疫苗广义的经济学影响（broader economic impact of vaccination，BEIV），除包含质量调整生命年（QALYs）与增量成本效果比（incremental cost-effectiveness ratios，ICERs）外，还包括社会福利函数

（social welfare function，SWF）和社会回报率（social rates of return，SRR）（Jit et al.，2015）。

对疫苗成本效益的分析是指接种疫苗所取得的效益与其成本的比较与分析。采取的分析方法主要有成本效益分析（cost-benefit analysis）（Ditkowsky et al.，2017）、成本效果分析（cost-effectiveness analysis）（Mennini，et al.，2017）和成本效用分析（cost-utility analysis）（Dee et al.，2010）。

以美国儿童常规免疫项目的经济学评价为例，其从支付方和全社会角度，评估美国儿童常规免疫规划（无细胞百白破疫苗、Hib 疫苗、灭活脊髓灰质炎疫苗、麻风腮联合疫苗、乙肝疫苗、水痘疫苗、肺炎球菌疫苗和轮状病毒疫苗）的健康和经济影响。利用决策树将人口学数据、接种疫苗成本（疫苗价格、接种费用、运输费用、不良反应费用等）、疾病的医疗成本、暴发控制成本及其他间接成本进行汇总，计算免疫规划避免的疾病相关费用及免疫规划成本，贴现后可计算净现值和效益成本比。其结果为美国下一财年的卫生与公共服务预算提供重要参考（Zhou et al.，2014）。

通过疫苗上市后卫生经济学评价，不同国家对各种免疫策略进行成本效益评估，同时兼顾效率与其他标准，如实施能力、可行性和公平性等，从而制定符合国情的疫苗免疫策略（Moorthy et al.，2012；Walker et al.，2010）。

三、免疫接种系统的服务能力

决策者必须要考虑免疫规划和整体卫生系统的能力能否满足新纳入疫苗免疫规划的实施和成果的取得。如果免疫规划方面已存在能力不足，增加新疫苗可能会导致额外的负担，不但新疫苗纳入免疫规划项目达不到其实施目的，而且还会影响现有免疫规划项目的实施。如当前免疫规划未能达到大多数的目标人群，新纳入疫苗则可能只能给最需要疫苗的人提供有限的好处，影响其公平性。能力评估包括冷链环境下的储运能力、管理和指导能力、接种实施能力、监测疾病的能力、接种率、AEFI 监测能力、事件应急处置能力。

（一）冷链

我们要根据新疫苗的包装、剂型、配方、冷链运转周期、免疫服务周期、服务对象数量、热稳定性、冷敏感性等特点，评估疫苗配送系统和疾控系统、接种单位的冷链系统是否具有足够的容量和性能，也要对冷链设备运转温度、冷链工作状况的监测和处理能力进行评估。

（二）人员

人力资源是免疫规划立足和发展之本，做好免疫规划工作要拥有足够的、训练有素的卫生工作人员。要对现有的从事免疫规划的专职和兼职人员的规模和分布进行调查，以评估各级专业机构和接种单位提供免疫服务人员的数量及具备的能力，也要评估将新疫苗纳入国家免疫规划后的人员需求情况。如果因为新纳入疫苗而导致额外工作，需要额外的人员，那么卫生管理部门计划和预算中必须包括这些内容。此外，要对专业人员进行新纳入国家免疫规划疫苗的有关知识和技能的培训，保证新纳入疫苗国家免疫规划项目的规范实施。

（三）监测

新疫苗纳入国家免疫规划前，一方面，要评估现有监测系统的能力和质量；另一方面，应充分改造现有的监测系统，以实现对新疫苗接种率、新疫苗针对传染病和新疫苗疑似预防接种异常反应（AEFI）进行系统、规范、及时的监测。运转良好或不断改进的监测系统能够评估接种覆盖情况，发现接种薄弱地区，评估疾病流行特征、疫苗不良反应或不良事件的发生情况，从而改善免疫服务、提高接种率、完善免疫策略、及时发现疫苗安全性信号，并迅速采取应对措施，以推进新疫苗纳入免疫规划的顺利实施。如果不能开展新疫苗纳入免疫规划的监测，则无法保证其顺利实施，达不到其纳入免疫规划的目的。

（四）应急处置

新疫苗纳入免疫规划后，其不良反应或不良事件的发生存在较大的不确定性。因为，一方面新疫苗可能没有经过大规模应用，其罕见不良反应发生情况不清楚；另一方面公众还没有建立接种此疫苗的信心，对其不良反应或不良事件处置如果不到位可能会影响免疫规划的实施。因此，要评估各级卫生管理部门和专业机构处置能力和应急处置预案的准备，包括对应急处理工作重要性的认识、处置工作机制和技术的储备、异常信号的侦测、预案的制定和人员培训等。

（五）沟通交流

要评估公众对疫苗或免疫规划的态度是否有利于新纳入疫苗，如果不利于纳入，要评估新纳入疫苗的沟通交流活动是否能够充分解决公众疑虑，要防止它对公众接受度和新疫苗或老疫苗的接种率产生负面影响。由于公众对新疫苗的安全性的顾虑和媒体误导，最初他们对一些新疫苗的接受度可能很低。因此，为确保成功纳入新疫苗，需要评估疫苗环境、新纳入疫苗对其他疫苗接种率的潜在影响、卫生部门能否制定有效策略或措施，以及预防负面观点是否阻碍新疫苗的纳入（王华庆，2017；WHO，2014）。

四、新疫苗纳入国家免疫规划的决策因素

疫苗安全性评价对维持公众对国家疫苗接种计划的信任至关重要，例如流感病毒的流行株抗原组成经常随季节而变化，因此每年的流感疫苗安全性监测是美国流感疫苗接种计划的重要组成部分，以确保疫苗的安全（Moro et al.，2016）。几乎所有国家都需要制定综合的疫苗安全性评价规划。如果这些计划是标准化的，那么交换数据和沟通共享这些信息将会非常方便和准确。例如在疫苗瓶上使用条形码，可以快速可靠地捕获批次、生产商等内容，使评估更可靠、数据捕获更容易执行（Black et al.，2012）。

越来越多的国家在引进新疫苗，这就要求各国都能做好疫苗上市后的监测和评估，同时也需要各国完善疫苗监测和免疫注册系统。虽然有医院的哨点监测，但是长期安全性评价的能力还需要加强。同时，鼓励收集有关疫苗有效性和安全性的信息与公众分享，从而改善个人和群体的知情决策（Wichmann et al.，2017）。目前，互联网传播虚假疫苗安全信息的现象变得更为普遍，而且随着新疫苗在更多国家被引入，疫苗上市后安全性评价变得越来越重要。各个国家需要通过合作努力和有效沟通，保证新疫苗的安全性以及公众对它们的信心。

在发展中国家人群中进行疫苗上市后临床试验还面临着一些挑战，在南非农村地区进行的脊髓灰质炎疫苗Ⅳ期临床试验发现（Geldenhuys et al.，2012），发展中国家缺乏有经验的工作人员，同时，研究人员与卫生保健服务部门之间的联系不紧密；此外，贫困地区参与者配合程度不高。这些挑战需要通过改进试验研究策略来克服，进行临床试验时要考虑到环境、被调查人群和调查团队的具体特征。

尽管Ⅲ期临床试验有时包括数万名受试者，但在临床开发期间检测严重的AEFI的能力仍然太低。对罕见的AEFI进行可靠的风险评估通常需要5 000万至1亿以上的人口，特别是在免疫规划实施初期疫苗覆盖率仍然很低的阶段（Bonhoeffer et al.，2012）。目前，在美国和欧洲已经建立了几个上市后的疫苗安全性监测系统，并且已经开发了用于实时检测和分析安全问题的方法。如果想要更多、更准确可靠的疫苗产品检测和监测的信息，需要1亿以上的高质量人口数据，这就需要进一步开发、验证和实施各国统一的数据库（Bonhoeffer et al.，

2012)。最近，通过使用交叉连接和数据挖掘技术，大型数据库为疫苗上市后评价提供了新的可能（Yih et al., 2011）。

此外，建立和实施疫苗经济学评价策略，完善疫苗的上市后评价十分必要。疫苗具有广泛的效益，但是这些效益往往量化程度不高，通常在监管和决策讨论时没有被考虑到。疫苗不应仅仅被视为增加了公共卫生预算成本，还应该被视为具有可持续、长期和大规模影响的投资（Gessner et al., 2017）。

准确且全面地对疫苗进行上市后评价，不仅有益于增加对疫苗安全性、有效性、免疫持久性、经济学效益等信息的掌握，更有利于政策制定者准确地决定可用资源的优先顺序、合理配置资源，使得人类健康成果最大化。科学的决策需要建立在科学、可信的决策证据，强有力的决策和问责制过程，透明的、协调的、与整个卫生部门相结合的机制，良好的或改进的免疫方案上，也离不开从现有疫苗方案中获得的充分经验，足够或扩充的、训练有素、有动力的卫生工作人员，运转良好的疫苗管理、冷链和物流系统，安全免疫实践和不良事件的监测和管理，高质量的疾病监测和免疫覆盖监测，经济上可持续的支持。

（崔富强）

参考文献

顾伟，金鹏飞，李靖欣，等（2017）. 疫苗免疫学替代终点研究进展. 江苏预防医学，28（01）：1-5.

王华庆（2017）. 拟纳入国家免疫规划疫苗循证的具体要素. 首都公共卫生，11（1）：1-3.

Barnighausen T，Bloom DE，Canning D，et al（2011）. Rethinking the benefits and costs of childhood vaccination：the example of the Haemophilus influenzae type b vaccine. Vaccine，29（13）：2371-2380.

Bentsi-Enchill AD，Schmitz J，Edelman R，et al（2013）. Long-term safety assessment of live attenuated tetravalent dengue vaccines：Deliberations from a WHO technical consultation. Vaccine，31（23）：2603-2609.

Black S，Egan W，Lambert PH（2012）. Post-licensure evaluation of vaccine safety：current status and future directions. Symposium organised by the International Alliance for Biological Standardization（IABS）in Barcelona，Spain，27-28 April 2011. Biologicals，40（5）：382-383.

Black S，Shinefield H，Hansen J，et al（2004）. A post-licensure evaluation of the safety of inactivated hepatitis A vaccine（VAQTA（（R）），Merck）in children and adults. Vaccine，22

（5-6）：766-772.

Bonhoeffer J，Black S，Izurieta H，et al（2012）．Current status and future directions of post-marketing vaccine safety monitoring with focus on USA and Europe. Biologicals，40（5）：393-397.

Bruce MG，Bruden D，Hurlburt D，et al（2016）．Antibody levels and protection after hepatitis b vaccine：results of a 30-year follow-up study and response to a booster dose. J Infect Dis,214(1)：16-22.

Dee A，Howell F（2010）．A cost-utility analysis of adding a bivalent or quadrivalent HPV vaccine to the Irish cervical screening programme. Eur J Public Health，20（2）：213-219.

Ditkowsky J，Rahman A，Hammerschlag MR，et al（2018）．Cost-benefit analysis of a chlamydia trachomatis vaccine program in adolescent girls in the United States. J Pediatric Infect Dis Soc，7（4）：296-302.

Geldenhuys H，Waggie Z，Jacks M，et al（2012）．Vaccine trials in the developing world：operational lessons learnt from a phase IV poliomyelitis vaccine trial in South Africa. Vaccine，30（40）：5839-5843.

Gessner BD，Kaslow D，Louis J，et al（2017）．Estimating the full public health value of vaccination. Vaccine，35（46）：6255-6263.

Guevara A，Cabello R，Woelber L，et al（2017）．Antibody persistence and evidence of immune memory at 5years following administration of the 9-valent HPV vaccine. Vaccine，35（37）：5050-5057.

Jit M，Hutubessy R，Png ME，et al（2015）．The broader economic impact of vaccination：reviewing and appraising the strength of evidence. BMC Med，13：209.

Li Y，Chu SY，Yue C，et al（2019）．Immunogenicity and safety of measles-rubella vaccine co-administered with attenuated Japanese encephalitis SA 14-14-2 vaccine in infants aged 8 months in China：a non-inferiority randomised controlled trial. Lancet Infect Dis，19（4）：402-409.

Liang XF，Li L，Liu DW，et al（2011）．Safety of influenza A（H1N1）vaccine in postmarketing surveillance in China. N Engl J Med，364（7）：638-647.

Magpantay FMG，de Celles MD，Rohani P，et al（2016）．Pertussis immunity and epidemiology：mode and duration of vaccine-induced immunity. Parasitology，143（7）：835-849.

Mennini FS，Bonanni P，Bianic F，et al（2017）．Cost-effectiveness analysis of the nine-valent HPV vaccine in Italy. Cost Eff Resour Alloc，15：11.

Moorthy VS，Hutubessy R，Newman RD，et al（2012）．Decision-making on malaria vaccine introduction：the role of cost-effectiveness analyses. Bull World Health Organ，90（11）：864-866.

Moro PL，Li RX，Haber P，et al（2016）．Surveillance systems and methods for monitoring the post-marketing safety of influenza vaccines at the Centers for Disease Control and Prevention. Expert Opin Drug Saf，15（9）：1175-1183.

Schwarz TF，Galaj A，Spaczynski M，et al（2017）．Ten-year immune persistence and safety of the HPV-16/18 AS04-adjuvanted vaccine in females vaccinated at 15-55 years of age. Cancer Med, 6 (11): 2723-2731.

Walker DG, Hutubessy R, Beutels P (2010). WHO Guide for standardisation of economic evaluations of immunization programmes. Vaccine, 28 (11): 2356-2359.

Weinberg GA, Szilagyi PG (2010). Vaccine epidemiology: efficacy, effectiveness, and the translational research roadmap. J Infect Dis, 201 (11): 1607-1610.

WHO (2004). Annex 1: Guidelines on Clinical Evaluation of Vaccines: Regulatory Expectations. WHO Expert Committee on Biological Standardization: Fifty-Second. Geneva: WHO: 35.

WHO (2014). Principles and Considerations for Adding a Vaccine to a National Immunization Programme: from Decision to Implementation and Monitoring. Geneva: WHO.

Wichmann O, Vannice K, Asturias EJ, et al (2017). Live-attenuated tetravalent dengue vaccines: the needs and challenges of post-licensure evaluation of vaccine safety and effectiveness. Vaccine, 35 (42): 5535-5542.

Wu J, Xu F, Lu L, et al (2010). Safety and effectiveness of a 2009 H1N1 vaccine in Beijing. N Engl J Med, 363 (25): 2416-2423.

Yih WK, Kulldorff M, Fireman BH, et al (2011). Active surveillance for adverse events: the experience of the Vaccine Safety Datalink Project. Pediatrics, 127 (Suppl 1): S54-S64.

Zhou F, Shefer A, Wenger J, et al (2014). Economic evaluation of the routine childhood immunization program in the United States, 2009. Pediatrics, 133 (4): 577-585.

Zhu FC, Xu WB, Xia JL, et al (2014). Efficacy, safety, and immunogenicity of an enterovirus 71 vaccine in china. N Engl J Med, 370 (9): 818-828.